HEIMER-BINGO

?	Mein Opa hatte das auch.	Die können das gut verstecken!
	Macht er Sudoku?	Redet ihr manchmal über die Krankheit?
er	Habt ihr es mal mit alternativen Methoden probiert?	Ich bin immer für dich da!

KATRIN SEYFERT

Lückenleben

KATRIN SEYFERT

LÜCKENLEBEN

Mein Mann,
der Alzheimer,
die Konventionen
und ich

Ein SPIEGEL-Buch

Deutsche Verlags-Anstalt

MIX
Papier | Fördert gute Waldnutzung
FSC® C014496

Penguin Random House Verlagsgruppe FSC® N001967

3. Auflage

Umschlaggestaltung: Favoritbuero
Umschlagmotiv: Ninoisy/Shutterstock.com
Satz: Satzwerk Huber, Germering
Druck und Bindung: GGP Media GmbH, Pößneck
Printed in Germany
ISBN 978-3-421-07026-5
www.dva.de

Inhalt

Vorwort

Mein Mann, die Liebe meines Lebens, bekam vor einigen Jahren Alzheimer. Er war ein stabiler, aber maulfauler Westfale mit einem großen Hang zur Lakonie. Er konnte als Arzt zwei Menschen gleichzeitig reanimieren und gab mir danach sein blutverschmiertes Hemd mit der Bemerkung: »Kochwäsche.« Er nahm mich in all meiner Hysterie, Verrücktheit und Quirligkeit und hielt mich am Boden. Es konnte sein, dass ich mit einem chaotischen Auftrag und glänzenden Äuglein nach Hause kam und Marc schon im Flur sagte: »Egal, was es ist, ich bin dagegen.«

War er dann meist natürlich nicht, aber ich wusste: Er, mein Korrektiv, schont mich nicht, aber beschützt mich, wenn die Gäule mit mir durchgehen. (Und tatsächlich habe ich in unserer Ehe nur ein einziges Mal Nein von ihm gehört. Da hatten wir drei Kinder, und ich wollte über Weihnachten nach Afghanistan. Ich glaube, das war die bescheuertste Idee meines Lebens.)

Wir waren so das Eiche-und-Kolibri-Modell, und wer uns besuchte, wusste nach fünf Minuten, dass Marc garantiert nicht der flatterhafte Vogel war.

War.

Bis zur Diagnose war er der Starke. Und ab da musste ich sein Leben mitleben, organisieren und selbst sein Sterben in seinem Sinne planen, so wie ich auch unsere Hochzeit, die Taufe und Konfirmation unserer Kinder und so manchen Urlaub und so manchen Sonntagsausflug auf die Beine gestellt habe. Und jetzt muss ich unser Leben planen ohne Marc. Ein Lückenleben, das es aber genauso wert ist, gemocht zu werden. Das bin ich mir, meinen Kindern und vor allem meinem Westfalen schuldig. Es ist aber nicht nur ein Lückenleben, es geht darum, die Lücken zu leben. Als Kranker. Als Angehöriger. Aber auch als Gesellschaft. Früher sind wir liebevoller mit Kranken und Krankheiten umgegangen. Wir waren tüddelig, ein Zappelphilipp oder hörten die Stimme Gottes. Heute benennen wir es gnadenlos: Alzheimer. ADHS. Schizophrenie. Präzision ist nicht immer ein Segen.

Bei der Bewältigung einer Krankheit gibt es zwei Ebenen: Die eine, medizinische, lebt von guten Ärzten, guten Medikamenten, einer Therapie, vielleicht einer Pflegeunterstützung. Die zweite Ebene lebt von den Angehörigen, ihrer Kraft und ihrer Originalität, weiterzumachen, obwohl alles anders geworden ist. Ich bin sicher, dass die zweite Ebene noch heilsamer ist als die erste. Die beste Medizin ist einen Fliegenschiss wert, wenn das Umfeld des Kranken krank wird oder resigniert. Doof ist nur, dass wir immer über die erste Ebene reden: Habt ihr schon einen guten Facharzt? Gibt es eine gesicherte Diagnose? Eine Zweitmeinung? Kann man anthroposophisch etwas dagegen tun?

Die zweite Ebene kommt erst sehr zaghaft ans Tageslicht. Weil es ein Tabu ist, vom *Erfolg einer Angehörigen* zu sprechen. Erst recht, wenn der Erkrankte inzwischen verstorben ist. Es ist ein Tabu, sich für diese Arbeit zu feiern. Dieser Erfolg macht unrein. Es ist sogar ein Tabu, über dieses Tabu auch nur zu reden. Geschweige denn zu schreiben.

In den insgesamt fünf Jahren zwischen Marcs Diagnose und seinem Tod im September 2022 sowie in dem Jahr danach schrieb ich mehrere Artikel über unser Familienleben mit Alzheimer. Als ich meiner ältesten Schwester erzählte, dass ich plane, nun auch noch ein Buch zu veröffentlichen, schaute sie mich kritisch an (das tut sie immer, wenn sie es gut und auch ein bisschen böse mit mir meint) und sagte:

»Willst du Marc jetzt noch weiter verhökern?«

Ja, will ich das?

Verschachere ich, veräußere oder verramsche ich die Krankheit, das Leiden und das Sterben meines Mannes? Oder suche ich den Ausdruck als Verarbeitung meiner schwersten Jahre? Beides wäre unredlich. Im ersten Fall sollte es andere Möglichkeiten geben, zu Geld zu kommen, im zweiten sollte ich besser Tagebuch schreiben.

»Ich schreibe am eigenen Leben entlang, ein anderes Schreiben kenne ich nicht«, sagt die Schriftstellerin Judith Hermann. Schön. Ich hätte diesen Satz gern geklaut.

Aber ich glaube, es geht noch um etwas anderes. Darf man über Krankheit, Sterben, Tod öffentlich reden, oder ist das immer noch ein Tabu?

»Was Sie jetzt brauchen, ist ein Testament«

»Du, Marc, ich möchte für den SPIEGEL etwas über Alzheimer schreiben. Wäre dir das recht?«

»Für wen?«

»Den SPIEGEL, das ist die Zeitschrift, die du immer liest.«

»Was ist damit?«

»Ich möchte für den SPIEGEL eine Geschichte über deine Krankheit schreiben. Würdest du das erlauben?«

»Was?«

»Dass ich eine Geschichte über dich und Alzheimer schreibe.«

»Für wen denn?«

»Den SPIEGEL.«

»Aha. Und warum?«

An guten Tagen fragt mein Sohn: »Papa, wie heißt die Hauptstadt von Eritrea?«, und mein Mann antwortet: »Asmara. 900 000 Einwohner.« Er könnte auch sagen, wie viele Eier eine Mandarinente legt oder was der Unterschied zwischen Zystennieren und Nierenzysten ist. Bei *Wer wird Millionär?* wäre er weit gekommen.

Vor seiner Krankheit. Vor Alzheimer.

Heute hat er Inseltage. Da ist alles so wie früher. Und Krisentage, da müssen wir mitunter hart verhandeln, damit die Informationen den Kurzzeitspeicher im Gedächtnis wenigstens kurzfristig betreten dürfen. An schlechten Tagen verwehrt die Krankheit ihnen auch gänzlich den Zutritt.

Und ich verfalle nach drei, vier, fünf Wiederholungen in diesen widerlichen Krankenschwesternton, den keine Krankenschwester der Welt benutzt, weil sie Profi ist und ich Amateurin. Ich spreche mit Imperativ-Rhetorik, entbeint von Adjektiven und Adverbien, akzentuiert, unfreiwillig laut und langsam, so als wären Gedächtnisverlust und Schwerhörigkeit ein und dasselbe. »Schrei doch nicht so«, sagt mein Mann, weil das Einzige, was sein Gehirn dann noch wahrnimmt, meine Veränderung in der Modulation ist. Und Veränderung ist bedrohlich.

Angefangen hat die Krankheit kurz nach seinem 50. Geburtstag. Da war es noch keine Krankheit. Sondern ein steter Vorwurf: Kannst du nicht mal den Biomüll ordentlich trennen? Du wolltest doch Brot kaufen, wo ist das denn? Wieso hast du meinen Geburtstag vergessen?

Ich schob es auf die Arbeitsbelastung, obwohl die nur ein Symptom seiner beginnenden Krankheit war. Ich schob es auf eine Depression, obwohl die nur eine Konsequenz unserer Ahnung war. Ich schob es sogar auf unsere drei Kinder, damals zehn, acht, sechs, so laut, so wild, obwohl sie nur eine Ablenkung von der wachsenden Panik waren.

Mein Mann ist Arzt, ich bin sicher, er wusste zu jeder Zeit, dass sich da etwas zusammenbraute, was nicht gut war. Also schob er hinaus und kompensierte. Ich fand immer häufiger Zettel, auf denen Selbstverständlichkeiten standen: »10 Brötchen kaufen«, »Fußballtraining 16 Uhr«. Er schlief vor Erschöpfung bei der *Tagesschau* ein. Er lachte seltener und trank dafür Kaffee, der Tote hätte wecken können. Später, viel später las ich, dass Kaffee Demenz verlangsamen kann und dass die Verschlechterung des Geruchs- und Geschmackssinns ein Frühsymptom von Alzheimer sein kann.

Aber irgendwann kamen wir an den Tatsachen nicht mehr vorbei. Wir mussten uns anbrüllen, damit etwas in Bewegung kam. Nein, wir redeten nicht gesittet und wie vernünftige Leute. Wir schrien gegen unser beider Vorahnung an. Und ich rang Marc ein Versprechen ab: »Nach den Sommerferien gehe ich zum Arzt.«

Leider sagte er nicht, zu welchem. Und weil er nicht blöd, sondern nur dement wurde, ging er erst einmal zu einem Arzt, der garantiert nichts finden konnte, damit ich wieder für ein paar Monate Ruhe gab: Er ließ seine Lunge röntgen, seinen Bauch sonografieren, seinen Magen-Darm-Trakt spiegeln. Dass er nicht noch nach Senk- und Spreizfüßen schauen ließ, war alles. Heute weiß ich, dass er Zeit schinden wollte vor dem Unabwendbaren. Denn das einzig Sichere an dieser Krankheit ist: Sie schreitet voran.

Gedächtnistest, MRT, eine Liquorpunktion, selbst ein PET-Verfahren, das die Hirnregion radioaktiv anreichert und damit Plaque-Stellen sichtbar macht – alles brachten wir irgendwann dann doch hinter uns. »Machen Sie sich keine Sorgen, Ihr Mann ist ja so angenehm jovial, und er kann jedem Gespräch folgen. Das sieht nicht nach Alzheimer aus«, tröstete mich die Oberärztin in der Demenzsprechstunde, und ich starrte sie an. Ich weiß noch, dass sie eine dicke Schuppe in ihrer Wimper hängen hatte, und irgendwann während des Gesprächs lösten sich Schuppe und Wimper vom Augenlid. Darf ich mir jetzt was wünschen? Ich wünschte mir: »Rede nicht so einen Mist.«

Er *spielt* jovial, und er ist ein Meister in der Kompensation, er ist ein »Dissimulant«, so nennen Ärzte das Schauspiel, das er für sie bereithält. Diese vielen Aussetzer, der nicht getrennte Müll, der vergessene Geburtstag waren kein Zeichen normaler Überarbeitung. Trotz unauffälligem MRT.

Zwei Jahre nach den ersten Symptomen, an einem Dezembernachmittag um drei, dann die Gewissheit. Ein überanstrengter Oberarzt ruft an. Nicht Marc, sondern mich. So, als wollte er uns darauf vorbereiten: Das ist nur die erste Entmündigung Ihres Mannes, es werden noch viele weitere folgen. Er sagt nur zwei Sätze: »Alzheimer. Und was Sie jetzt brauchen, ist ein Testament. Ihre Freunde werden sich binnen einem Jahr halbieren, das müssen Sie wissen.« Und ich? Ich sage nicht: »Sie zur Heilung Unfähiger.« Ich sage: »Haben Sie herzlichen Dank für Ihren Anruf, aber jetzt müssen Sie schnell wieder auf die Station.« Ich habe danach Schuhe geputzt, ein Backofenspray gekauft und getan, als wären es wirklich Senk- und Spreizfüße. So tief saß das Wort Alzheimer.

Rufe ich jetzt Marc an? In seiner Praxis, während der Sprechstunde? Erzähle ich es ihm, während der nächste Patient schon auf ihn wartet? Alzheimer. Die Kinder kommen, »Mama, ich habe eine Zwei in Mathe«, Alzheimer, der Paketbote, Alzheimer, soll ich googeln, telefonieren, nee, dann heule ich, Alzheimer. Wird er irgendwann vergessen, dass es uns gibt, dass wir uns lieben, dass er Kinder hat? Alzheimer. Das Leben ist zusammengeschrumpft auf dieses Wort.

Abends sitze ich auf dem Sofa. Marc ist erschossen von der Arbeit. Er will nur noch fernsehen, damit er eine Ausrede hat, einschlafen zu dürfen. »Marc, ich muss mit dir reden.« – »Oh, nee, jetzt nicht.« – »Doch! Jetzt! Die vom Krankenhaus haben angerufen. Sie haben jetzt die Diagnose. Alzheimer.«

Schweigen. Alzheimer. Auf dem Bildschirm läuft Werbung für Kinderjoghurt. Alzheimer. Marc schweigt und sagt dann: »Man kann sich sein Schicksal nicht aussuchen, und wenn das meine Krankheit sein soll, dann bin ich bereit, sie anzunehmen.«

Ich heule. Das geht. Man muss nicht reden, keine Zusammenhänge verstehen, nur fühlen. Ich schäme mich, weil doch eigentlich Marc gerade Grund zur Trauer haben müsste. Oder bin ich jetzt schon seine Tränen-Stellvertreterin? So wie ich seine Geld-Stellvertreterin werde, seine Arzt-Stellvertreterin, seine Lebens-Stellvertreterin?

Am nächsten Mittag sitzen wir zur großen Konferenz. Die Kinder schauen erschrocken. Haben wir gemerkt, dass sie heimlich Schokolade genascht haben? »Ich werde nicht mehr arbeiten«, sagt Marc. Ich schlucke. Auch wegen der Unbekümmertheit der Kinder. »Toll, dann bist du ja jetzt immer zu Hause, wenn wir kommen.« Die Kleine erkundigt sich sicherheitshalber: »Was ist eine Vergess-Krankheit? Weißt du noch, wie ich heiße?« Die Kinder lachen erleichtert auf. Sie wissen nicht, dass es eines Tages genau so kommen wird.

Nachmittags fahren Marc und ich zu einem Hundezüchter und kommen mit Tinzo zurück. Immer wollte mein Mann einen Hund, schon bevor wir Kinder hatten, schon bevor wir zusammenzogen, bevor er mich kannte. Jetzt, genau jetzt braucht er etwas zum Streicheln und zum Fettfüttern, weil er mit der Zeit vergisst, wie oft er ihm schon Futter gegeben hat. Ein Wesen, das sich bedingungslos freut und mit dem Schwanz wedelt. Ich brauche keine letzte Reise nach Südafrika, ich brauche keine letzte Kreuzfahrt. Ich brauche den Hund für meinen Mann, weil ich weiß, dass er nicht mehr in der Lage ist, Wünsche umzusetzen. Ich brauche den Hund für meine Kinder. Irgendwann werden wir einfrieren, dann ist der Hund jemand, der schweigend zu uns spricht und uns wortlos liebt.

Die Rechnung geht auf. In den nächsten Wochen sind wir damit beschäftigt, dem jungen Hund das Eingewöhnen zu erleichtern. Ich merke, wie sehr ich es genieße, über die Hundehäufchen neben dem Kamin zu schimpfen. Ach Gottchen, es ist nur Kot!

Tinzo versteht ohne Sprache. Er freut sich ohne Verstand. Er ist von einem Abhängigen abhängig. Dieser Therapiehund hat lebenslanges Inkontinenzrecht.

Als Nächstes müssen wir einen Mediziner suchen, der den Namen verdient. Wenn man eine Krankheit hat, die man ohnehin nicht heilen kann, wird der Menschlichkeitsfaktor zur einzigen Größe. Und was hatten wir für Exemplare:

Der Erste hatte immer nur zehn Minuten Zeit. Dann saßen wir wieder auf der Straße, mit unserem Fragenzettel, der nur halb abgearbeitet war.

Der Zweite war ein zwanghaft Korrekter. Ich durfte nicht mit ins Behandlungszimmer kommen, und als Marc einmal seine Krankenkassenkarte vergaß, schnauzte er: »Wie kann so was passieren?«

Der Dritte war blasiert. »Aber wenn Ihr Mann krank ist, wieso kommen Sie dann mit?«

Der Vierte war langweilig und bot keinen Raum zur Resonanz. Er genügte sich selbst und seinem ICD-Code: G30[1]. Demenz bei Alzheimer-Krankheit mit frühem Beginn, Typ 2. Da *wollten* wir gar nichts fragen.

Der Fünfte sagte: »Alzheimer? Scheiße!« Bei dem blieben wir. Wir hüten seine Handynummer wie einen Schatz. Nie würden wir uns trauen, dort anzurufen. Aber wir *könnten*. Er vertraut uns, sie nicht zu missbrauchen. Er schenkt uns eine Ehrlichkeit, die nicht wehtut, weil er dabeisteht und aufpasst, dass wir nicht tief fallen: »Irgendwann, Herr Kollege, wird Sie Ihre Frau gegen Ihren Willen in ein Heim schaffen. Das muss Ihnen klar sein.« Ich frage leise: »Kann man das nicht auch zu Hause schaffen?« »Rechnen Sie nicht damit, sonst setzt es Sie unter Druck, wenn Sie es nicht schaffen«, sagt er. Und dann benutzt er ein Personalpronomen, das mir im Ohr bleibt: »Wir schaffen das.« Dieses »Wir« deckt mich abends zu, wenn ich im Bett liege. Dieses »Wir« nimmt mich an die Hand, wenn ich allein zum Laternenumzug der Kinder gehe.

Dieser Arzt ist mehr Geschenk als Medizin, er kommt auf eine Liste. Ich lege mir in diesen Monaten tausend Listen an: eine mit Freunden, die helfen. Eine mit Freunden, die guttun. Eine mit Dingen, die mich stolz machen, damit es ein Karma-Gegengewicht in unserem Leben gibt. Stolz ist der Antipode zu Alzheimer. Man gibt ihn als Erstes auf, wenn man Herrin über etwas werden möchte, über das man nicht Herrin werden kann: Mein Mann löst sich vor meinen Augen auf in ein kreatürliches Wesen, das irgendwann nur noch Fleisch und Knochen ist.

Stolz, Würde, über diese Dinge denke ich jetzt häufig nach. Ich habe bei Walter Jens in Tübingen studiert, ich habe das Buch gelesen, schon vor vielen Jahren, das seine Frau über seine Krankheit schrieb. Von Walter und Inge Jens habe ich gelernt, dass die Würde eines Kranken auch darin bestehen kann, ihn nicht von der Öffentlichkeit fernzuhalten, nicht zu absentieren, sondern offen zu reden. Jens, der große Intellektuelle, litt zehn Jahre lang an Alzheimer.

Am Schluss konnte er sich an einem Würstchen bei Edeka erfreuen und an einem Stück Apfelkuchen auf dem Hof seiner Pflegerin. Seine Frau Inge prägte den Satz, der mir seitdem Leitbild über Menschsein und Selbstbestimmung ist –

mehr als alle theoretischen Abhandlungen ihres Mannes zuvor: »Was lebt, will leben.« Ähnliches hat auch Marc früher gesagt, wenn er über seine Patienten sprach: »Was lebenswert ist, entscheiden die Kranken, nicht die Gesunden.«

Würde hat auch etwas mit Hingabe zu tun und mit Klarheit. Mein Mann würde diesen kitschigen Satz nicht unterschreiben, aber seine Entscheidung, dass wir über seine Krankheit reden dürfen, ja sogar scherzen, ist das größte Geschenk, das er mir in seiner Versehrtheit machen kann.

Der Humor sorgt dafür, dass wir nicht alle durchdrehen. Als mir irgendwann der Krankenhausarzt meiner Mutter eine »traurige Diagnose« mitteilt: »Ihre Mutti hat einen beginnenden Alzheimer«, schaut ihn Marc belustigt an. »Da kann ich drüber, Herr Kollege.« Und als ich eines Abends wieder schweigend auf dem Sofa sitze, dreht sich mein Ältester die Locken und sagt: »Weißt du, was ich gerade denke? Vielleicht prankt uns Papa alle. Und er ist überhaupt nicht krank.«

Marc narrt uns nicht. Ich bin jetzt Alleinverdienerin und fühle mich das erste Mal so wie Millionen Väter in Deutschland. Nur dass ich auch noch die Mutter bin. Und gerade ein viertes, erwachsenes Kind dazubekomme. Verdienen. Erziehen. Waschen. Elternsprechtag. Kindergeburtstag. Hundefutter einkaufen. Hast du deine Tabletten genommen? Der Schlaf ist nicht mehr wie früher mein Freund. Meine Schultern schmerzen.

Wir holen einen jungen Mann ins Haus, der bei uns wohnen soll. Ich sage gleich zu Beginn: »Du kommst in eine kranke Familie, das muss dir klar sein.« Der Mann, ein Geflüchteter aus Eritrea, schaut mich an. »Nein, ich komme in eine Familie, die einen kranken Menschen hat. Das ist ein Unterschied.« Und: »Alzheimer ist keine Katastrophe.«

Amare ist der Einzige, der diesen Satz sagen darf. Er sagt ihn oft. Als Marc das erste Mal mit seiner Tochter im Wald spazieren geht und den Parkplatz nicht wiederfindet. Als der Gutachter-Arzt beim Begutachten sagt: »Wer garantiert mir, dass Ihr Mann nicht noch fünf Prozent Restarbeitskapazität hat und nur nicht arbeiten will?« Als Marcs Eltern uns sagen: »Diese Diagnose bildet ihr euch nur ein.« Ich streiche die Klavierstunden für meine Kinder. Irgendwie ist das für mich das Symbol für das neue Leben: Meine Kinder wachsen ohne Klavierstunden auf, ohne Bildung, Schöngeistiges, Hedonismus. Und so, wie sich Marcs Hirn auflöst, lösen sich meine Maßstäbe auf: Auf einmal sind fehlende Klavierstunden eine Katastrophe, eine tödliche Krankheit jedoch nicht. Die Relationen verschieben sich, manchmal innerhalb einer Stunde.

»Ihre Kinder werden vielleicht irgendwann Hilfe brauchen, wegen der Zeit nach der Diagnose«, sagt mir ein Therapeut. »Aber sie werden sich davon erholen, weil es ein Leben vor der Diagnose gab.« Also keine Bildung, dafür werden sie auch keine Helikopterkinder. Marcs Krankheit ist wie ein Dünger: Sie wachsen und reifen schneller und lernen, für uns mitzudenken. Den Herd ausstellen, die Hundeleine suchen, Mama mit Tränen aushalten.

Ich lese. Weil ich immer gelesen habe. Jetzt könnte ich schreien, bei jedem einzelnen Buch. Entweder weil es so apokalyptisch ist. Oder weil es eine »neue Nähe« in der Partnerschaft beschreibt – eine »neue Nähe«, wie zuwider mir dieser Begriff ist. Ich kann nicht mal mehr mit meinem Mann streiten, und ihr schreibt von »neuer Nähe«? Gibt es Intimeres, als einen Menschen zu lieben, den man auch anschreien darf – und der einen weiterliebt?

Natürlich gäbe es tausend Gelegenheiten, jeden Tag zu streiten: Brauchen wir wirklich ein fünftes Messerset von

Penny? Glaubst du echt, dass deine Jungs dir die Handcreme gestohlen und absichtlich versteckt haben? Können wir das Brot nicht einfach immer in den Brotkasten legen, statt in den Backofen, den Kühlschrank, die Waschmaschine? Darf ich das Geld verwalten? Bitte!! Lass mich das machen. Warum? Weil ich es kann und du nicht mehr. Warum? Weil du vergisst. Oft resigniere ich: »Komm, dann füll du den Überweisungsträger aus.« Und danach werfe ich ihn hinter seinem Rücken weg. Ist diese Heimlichkeit würdevoll? Oder gemein?

Abends fange ich an, in die Bettwäsche zu heulen. In *unsere* Bettwäsche. Ich habe sie zu unserem ersten Hochzeitstag bedrucken lassen, ganz klein, damit es nicht zu kitschig ist, ausgerechnet mit Rainer Maria Rilke:

Ich ließ meinen Engel
lange nicht los
und er verarmte mir
in den Armen
und wurde klein und
ich wurde groß
und auf einmal war ich
das Erbarmen
und er eine zitternde
Bitte bloß.

Das Gedicht verfolgt mich seit 15 Jahren, seit drei Jahren frage ich mich, ob Rilkes Frau auch Alzheimer hatte, so wiedererkannt fühle ich mich in diesen Zeilen, so treffsicher die Beobachtung, dass nur einer wachsen kann auf Kosten des anderen. Ich weiß noch, dass ich Marc von meiner Furcht vor diesem parasitären Wachsen erzählt habe und er sehr gelacht hat: »Aber es ist ja nur ein Gedicht.«

Jetzt ist es ein Gedicht und ein Leben. Irgendwann werfe ich das Laken weg. Wütend und voller Angst, dass es sich bewahrheitet hat.

Ich spüre keine Nähe zu dem Mann, mit dem ich früher über solche Zeilen oder einfach über das Leben debattierte. »Kennst du jemanden, den du heute als hold bezeichnen würdest?« oder: »Was ist Kraft?« Heute frage ich ihn: »Möchtest du Pfannkuchen oder Nudeln zum Mittagessen?«

Die Artikel, die ich schreibe, versteht er nicht mehr. Ich bitte seinen Neurologen, diesen Text gegenzulesen. Damit nichts über ihn geschrieben wird, das ihn verletzen könnte. Damit es zwei Menschen gibt, die ihn schützen.

Meine Ängste versteht Marc nicht. »Warum? Du hast doch immer geschrieben. Schreib doch jetzt auch.« Welche Nähe soll sich da aufbauen, wenn einer entschwindet und der andere entweder gerade Geld verdient oder den Haushalt schmeißt oder schläft?

Immerhin, das mit den »halbierten« Freunden stimmt nicht. Ich bin mir nicht zu schade, um Hilfe zu bitten. Ich bekomme sie mit dem Füllhorn: Meine Nachbarin bietet an, meiner Tochter Klavierstunden zu geben. Ein Freund reist aus Tübingen an und recherchiert ein Wochenende lang, wie man einen Rentenantrag stellt. Meine Patentante schickt still zehn Gramm Gold: »Für dich, wenn du dir mal was kaufen willst, was unvernünftig ist.« Ich werde dieses Gold niemals verkaufen, weil es mir heilig ist. Weil es das Gegenteil von dem symbolisiert, wovor ich am meisten Angst habe: dass mich die Krankheit eines Tages genauso isoliert, wie sie Marc isoliert. Aber die vielen Freunde, die Hilfe, die Unterstützung, das Gold zeigen mir jeden Tag: Es ist keine Katastrophe.

Da hab ich ihm
seine Himmel gegeben, –
Und er ließ mir das Nahe,
daraus er entschwand:
Er lernte das Schweben,
ich lernte das Leben,
Und wir haben langsam
einander erkannt.

»Du hast den Farbfilm vergessen, mein Michael«

Einmal im Monat bin ich gebend, obwohl ich nehme. Einmal im Monat bin ich cool, obwohl ich klemmig schweige. Einmal im Monat werde ich geheilt, obwohl es gar nicht um mich geht. Einmal im Monat haben wir einen Haus-Musikabend. Müsste ich heute sagen, welche Stunden mich am meisten durch die Krankheit getragen haben, dann wären es diese, ohne jedes Vertun.

Angefangen hat alles mit einer lauten Party kurz nach der Diagnose. Ich hatte alle eingeladen. Und alle kamen, weil sich keiner traute, aus einer Stimmung der Beklemmung und der Scham heraus nicht zu kommen. Und dann sang unsere Tochter, damals acht Jahre alt, mit einer Ukulele das Lied »Let It Be«, umgetextet für ihren kranken Vater:

Wenn der Blues mich packt und schüttelt, bau ich mir 'ne Tüte
Aus gesundheitlichen Gründen macht das durchaus Sinn
Das macht frei, das macht high.

Ein Chor, eine erfahrene Sängerin und 50 willige Gäste in unserem Haus, die diesen Abend unvergesslich machen wollten, unterstützten sie im Refrain. Laut und willens, dass sich keine Wehmut einschleicht. Es war der schönste Moment meines Lebens. Weil ich wusste: Ich bin nicht allein. Ich muss meine Lebenslust nicht auch schon vorsorglich begraben. »Ich bin frei« hieß für *mich*: Ich bin umsorgt. »Schreib nicht ›der schönste Moment meines Lebens‹«, sagt ein Freund später, »das klingt kitschig und banal.« Aber ich kann keinen einzelnen schöneren Moment nennen – welcher sollte das auch sein? Konfirmation, Hochzeit, Geburt? Geburt ist nur deshalb schön, weil der Schmerz aufhört. Und dieser Moment war schön, weil die Angst, die verschissene, aufhörte. Für einen Abend.

Nach der Initiationsparty wurde es dann regelmäßig laut und lustig.

Die Regeln sind einfach: Viel Kerzenlicht, ab 19 Uhr ist offenes Haus, Wein ist immer da, Rum auch, ich koche, und jeder, der zwei Töne rausbringt, darf kommen. Die Kernmannschaft besteht aus einem begnadeten Pianisten, der sich nie anmerken lässt, wie furchtbar er mitunter die Lieder findet, die er spielen soll. Er spielt. Um Marcs Leben und ein bisschen auch um meines, ich muss ja noch durchhalten. Des Weiteren gehört Chris dazu, ein Fass voll Energie und Leidenschaft, dessen Stimme ich wie ein kleines Mädchen bewundere. Wenn Chris singt, werden die Welt, das Atmen und das Universum überflüssig. Und Lisa, die mit Lust und Laune und ihrer unaufgeregten Art die mitunter arg selbstverliebten Männer bändigt wie eine spanische Torera. Unsere Stiere bleiben alle am Leben.

Ehemalige Bandsänger, ein Klarinettist, Chorsänger, alle kommen. Sogar mein Cousin aus Berlin-Wannsee reist hin und wieder an. Einfach weil er die Luft atmen möchte, wenn sich Menschen zusammentun und nichts zum Bruttosozialprodukt beitragen. Meine lebenszähe Nachbarin, die singt und strahlt und sich freut, weil sie weiß, irgendetwas von ihrer Freude bleibt in diesen Räumen zurück bis zum nächsten Morgen, wenn ich die Gläser spüle. Sie schmettern und surren um Marcs Leben. Um ihn einen Abend zum Singen zu bringen. Ach, der Herr kennt noch »Marmor, Stein und Eisen bricht«? Also singen wir das so laut, so lebendig, wie es Drafi Deutscher nie konnte. Überhaupt, der Schlager. Marc liebte ihn aus musikalisch nicht ganz nachvollziehbaren Gründen, aber das ist egal. Er ist wiedererkennbar, leicht mitzuklatschen, launig, gesund. Die Gruppe singt, als seien die Siebziger nicht vorüber. Meine Kinder hören indigniert zu. »Sag mal, gab es das Lied ›Im Wagen vor mir sitzt ein junges Mädchen‹ wirklich?«, will meine Tochter wissen. Sie kann nicht glauben, dass sie von Eltern gezeugt wurde, die das mal gut fanden. »Gab es damals noch kein *Me too*?« Ihr Vater lacht schallend. Marc kann Gesprächen nicht mehr folgen, aber die Stimmung spürt er. Und irgendwie spürt er auch, dass sich so viele auf den Weg machen, um ihn zu besuchen. In keine Tagesklinik, in keinen Gesprächskreis vermag ich ihn zu locken. Die Lieder, die dort gesungen werden, sind dieselben und doch nicht die gleichen. Das vertraute Umfeld fehlt, die Ahnung einer Party, der frivole Alkohol, all das, was unerlaubt, verboten, nicht vernünftig scheint, macht den Abend zu dem, was er ist. In Singkreisen singt man gesittet, keiner übergrölt den anderen, man trinkt Kräutertee oder Mineralwasser medium. Unsere Gäste bleiben stets länger, als ich es schaffe, wach zu bleiben. Ich schleiche mich dann nach oben ins Bett und lausche wie früher, als ich Kind war, den Partyklängen. Gläserklingen, Türenklappern – irgendwann dämmere ich weg, und wenn ich am nächsten Morgen aufstehe, dann spüre ich mit jedem Glas, das ich spüle, dass hier Leben in der Bude war. Dass es einmal nicht um Alzheimer ging, sondern um Lebendigkeit, Lust und Rausch.

Du hast den Farbfilm vergessen, mein Michael
Nun glaubt uns kein Mensch, wie schön's hier war, haha, haha
Du hast den Farbfilm vergessen bei meiner Seel'
Alles blau und weiß und grün und später nicht mehr wahr[2]

Marc schläft immer häufiger im Sessel ein. Wir lassen ihn dämmern. Die Musik dringt auch durch den Schlaf. Wenn er dann wieder aufwacht, wippt er mit den Knien, bewegt den Kopf und spürt leibhaftig, dass er Teil einer Gemeinschaft sein darf, unabhängig davon, ob sein Gehirn funktioniert oder nicht. Während er also für fünf Stunden das Gefühl hat, wieder heil zu sein, während er Urlaub nimmt von seiner Lebensangst, seiner Verzagtheit – tue ich es noch viel mehr. Die Ernsthaftigkeit, mit der ehemalige Rocksänger die blödesten Lieder singen, einfach weil das ihr Beitrag zur Bewältigung dieser Krankheit ist, *rührt mich*. Und hilft.

Am Anfang hatten die Sänger noch Masken auf, weil es mitten in der Corona-Phase war. Das hat niemanden davon abgehalten, sich auf den Weg zu machen. Marc wollte Musik, also bekam er sie. Eine achtlos weggeworfene Maske habe ich bis heute aufgehoben und an mein Bett genagelt. Weil sie mir zeigt: Hilfsbereitschaft schlägt Angst. Es ist so eine wortlose Hilfsbereitschaft, eine, die ganz ohne Kitsch und Tapferkeitsscheiße auskommt. Diese monatliche Gemeinschaft kommt so unverbindlich daher und ist wahrscheinlich der lauteste Grund, warum ich nicht zusammenklappe. Warum die Kinder wie gesunde Pubertierende fliehen (»Ihhhh, Schlager …«). Warum der Burnout ausbleibt. Solange ich in solchen Gemeinschaften verortet bin, bleibe ich heil.

Natürlich könnte das, statt eines Liederabends, auch ein Kochabend sein, ein Maltreff oder ein Tanzevent. Es muss nur *ohne Sprache* auskommen, es darf nicht intellektuell sein, und es muss ein Thema haben, sonst verliert man sich schnell in hilflosen Phrasen. Sinnlichkeit hilft. Alkohol noch mehr. Und vor allem: Die Gemeinschaft trägt. Chris singt Grönemeyer.

Ich kann nicht mehr seh'n
Trau' nicht mehr meinen Augen
Kann kaum noch glaub'n
Gefühle hab'n sich gedreht
Ich bin viel zu träge
Um aufzugeb'n
Es wär auch zu früh
Weil immer was geht
Wir haben versucht
Auf der Schussfahrt zu wenden
Nichts war zu spät
Aber vieles zu früh[3]

Es ist aus. Ich sitze da und flenne. Marc nimmt mich in den Arm, er weiß nicht, warum. Aber er spürt, dass sein Arm gebraucht wird. »Das werden die letzten Momente sein, dass ich von deiner Stärke und Zuversicht trinke. Dass ich mich an dir labe«, denke ich. Monate später übernehmen meine Gäste reihenweise das Umarmen. Eigentlich eine skurrile Situation: Wer nimmt jetzt mal die flennende Köchin? Siggi, mach du mal ... Ich werde schweigend herumgereicht wie eine Schale Chips, in die jeder mal greift. Nur dass ich hinterher angefüllt bin und nicht leer. Diese nichtsprachliche, banale Sinnlichkeit tröstet und schenkt mir Gemeinschaft. Denn darum geht es doch. Zu wissen, dass ich dieses Paket nicht allein schultern muss. Leid zu teilen. Ist noch Rum da?

Marianne, meine Nachbarin und Lebenshüterin, erzählt von dem letzten Lied, das sie mit ihrem Vater sang, bevor er aufstand, ins Krankenhaus ging und starb. »Das singe ich ab jetzt für uns beide«, sagt sie. Siggi setzt sich wieder ans Klavier. Also Vicky Leandros, wenn's denn sein muss.

Dein Koffer wartet schon im Flur
Du lässt mich allein
Wir seh'n uns an und fühlen nur
Es muss wohl so sein
Noch stehst du zögernd in der Tür
Und fragst: »Was wird aus dir?«

Nein, sorg dich nicht um mich
Du weißt, ich liebe das Leben
Und weine ich manchmal noch um dich
Das geht vorüber sicherlich[4]

Dieses Lied wird jedes Mal gesungen. Weil es genauso barmherzig wie unbarmherzig ist. Es lässt einen nicht im Sud aus Selbstmitleid. Das ist gut. Es umarmt das Leben. Es ist schmissig, lebensklug und hochtherapeutisch. Es stellt dem Verlust das Leben gegenüber. Und gleichzeitig will das Lied nicht mehr als drei Minuten Lebensfreude schenken. Es bevormundet einen nicht, es moralisiert nicht, es weist den Weg.

Als Marc mit zunehmender Krankheit selbst den Abenden nicht mehr folgen kann, singen wir weiter. Keiner traut sich, »Na, das lohnt doch nicht mehr« zu sagen. Ich habe Angst vor dem Ende der Liederabende. Ich habe Angst davor, dass ich jetzt doppelt allein zurückbleibe. *Nichts war zu spät. Aber vieles zu früh.* Und dann passiert das zweite Wunder: Wir merken, dass uns das Singen guttut, wir merken, dass wir alle die viel größeren Nutznießer der Abende sind als der Kranke. Brauchten wir in Wirklichkeit Heilung – und nicht Marc?

Der jüdische Schriftsteller Friedrich Weinreb, geboren 1910, hat in seinem Buch *Vom Sinn des Erkrankens* die Dualität von faktischer und nichtfaktischer Erfahrung als *Conditio sine qua non* des Lebens bezeichnet, als Grundvoraussetzung. »Der gesunde Körper ist nicht identisch mit dem gesunden Menschen«, schreibt er. »Der nur körperlich ... interessierte Mensch ist etwas Erschreckendes, etwas Schauderhaftes. Eine Welt, bevölkert von diesen Wesen, ist wie eine Welt voller intelligenter, aber eiskalter Roboter. Man sieht auch, daß diese Menschen oft sehr unglücklich leben.«

Die Liederabende, die wir betreiben, hätten Weinreb erfreut. Weil sie »nicht wissenschaftlich messbar« sind, nicht »nützlich«, nicht »wertvoll«. »Doch lebt im Menschen auch eine andere Wirklichkeit. Sie zeigt sich in seinen Gefühlen, in seinen Empfindungen, in seiner Sehnsucht, in Liebe, Hingabe, Glaube, Hoffnung. ... Solange man im Menschen nicht diese beiden Wirklichkeiten erkennt, hat man den ganzen Menschen zerbrochen, gespalten. Und dann hat man den Menschen schon zum Kranksein verdammt. Er ist dann nicht mehr heil.«

Wir heilen uns mit den Liederabenden selbst. Marc ist nur der Anlass, seine Krankheit das Feigenblatt. Wir instrumentalisieren ihn, um uns selbst zu behandeln. Ein wirklich richtig letztes Mal begegnet er uns als Heilkünstler. Das hätte ihn sehr zufrieden gemacht.

Ein großes, trauriges Geschenk

Als Diana, Princess of Wales, vor 27 Jahren ihr legendäres BBC-Interview gab, sagte sie über ihre Nebenbuhlerin Camilla Parker Bowles: »Nun, wir waren zu dritt in dieser Ehe, also war es ein bisschen überfüllt.«

Ich führe seit fünf Jahren auch eine überfüllte Ehe zu dritt: mein Mann und ich und die Krankheit Alzheimer. Seitdem sich diese Krankheit in unser Leben gequetscht hat, versuchen wir, jeder auf seine Weise, ein Leben in Normalität und Vergesslichkeit zu führen. Mein Mann vergisst, wozu ein Frühstücksbrettchen da ist, aber er beschmiert jeden Tag sorgfältig die Tischplatte mit Himbeergelee. Ich vergesse, dass ich nicht nur die Tablettengeberin, Terminplanerin und Familienorganisatorin bin, sondern auch Ehefrau und Gefährtin, und beiße zuweilen vor Wut und Trauer in die Tischkante voller Himbeergelee. Und die Dritte im Bunde, die Krankheit, gewinnt jeden Tag ein Stückchen mehr Deutungshoheit. Es ist ein wenig wie bei Camilla Parker Bowles: Ich weiß, dass eines Tages die Nebenbuhlerin meinen Mann komplett vereinnahmen wird. Und ich mich aus der Ehe zu dritt verabschieden muss.

Wie lebt es sich mit einem Gefährten, den man liebt und den man trotzdem nicht mehr auf dieselbe Art und Weise lieben kann wie zu der Zeit, als man ihm versprach: in guten wie in schlechten Tagen? Weil er heute nicht mehr weiß, was »gut« und was »schlecht« bedeutet und »Tage« für ihn zu einem relativen Begriff geworden sind.

Man lebt ausgesprochen gut. (Bis auf die Zeiten mit der Tischkante.) Ich führe immer noch eine Liebesbeziehung, zumindest wenn ich Wikipedia glauben darf:

»Eine Liebesbeziehung ist ein emotional intimes und meist sexuelles Verhältnis zwischen zwei Personen (Liebespaar), das durch gegenseitige Liebe und Mitfühlen, Interesse und Fürsorge geprägt ist und stets auch erotische Anziehung umfasst, wobei es sich hier nicht zwingend um genitale Erotik handeln muss, sondern auch eine Erotik des Umarmens, Berührens und Küssens sein kann. Liebe kann in einer Liebesbeziehung als Verliebtheit oder Leidenschaft, aber auch als stille innige Zuneigung in Erscheinung treten.«

Wenn wir abends auf der Terrasse sitzen, wenn ich ihn Pudding löffeln sehe, wenn ich einen alten Brief von ihm finde, dann ist sie da, die stille Zuneigung. An anderen Tagen muss ich nach ihr suchen, weil sie sich versteckt. Wenn der Partner, den du liebst, die Sprache der Worte nicht mehr versteht, müssen Gesten, Töne, Bilder her, die diese Brücke vom Ich zum Du notdürftig reparieren. Ich habe in Tübingen sechs Jahre Rhetorik studiert. Ich bin Journalistin. Erst die Alzheimer-Erkrankung meines Mannes hat mich gelehrt, was wirklich feine Kommunikation ist.

Ein Streicheln am Rücken kann liebevolle Sicherheit sein, »Ich bin da«, oder ein bedrohliches »Was will die schon wieder von mir?«. Ich versuche immer, seine Augen zu bitten, mir zuzuhören, wenn das Gehirn die Worte nicht mehr übersetzt. Das klappt besser als der kurz geschorene Hauptsatz, den ich vorher aus lauter Hilflosigkeit ausgespuckt habe. Die Tabletten gibt ihm an schlechten Tagen unser Hund – in der Tablettenbox um den Hals gebunden. Der Hund weiß um seinen Auftrag. Er steht geduldig da und wartet, bis die Box vom Halsband abgetüddelt wurde, auch wenn das lange 30 Minuten dauert. Er weiß, dass er ein feiner Parlamentär ist, ein bevollmächtigter Unterhändler zwischen zwei verfeindeten Heeren, zwischen der Krankheit und der Vernunft. Unser Hund versteht von Alzheimer mehr als ich.

Immer wieder kommen Nachbarn und Freunde. Zum Klönen. Grillen. Wodkatrinken. Noch mehr Wodka, jetzt ist es auch egal. Wer Marc bei den Grillabenden erlebt, flennt. Wer ihn am nächsten Morgen wieder depressiv muffeln und schimpfen hört, flennt lauter. Weil mein Mann nur zwölf Stunden später nichts mehr von diesem Abend der »Unverfügbarkeit«, wie es der Soziologe Hartmut Rosa nennen würde, weiß.

Er weiß nur, dass er Kopfschmerzen hat, aber er hat leider das Wort für Kopfschmerzen vergessen, weil es ein »niedrig frequentiertes« Wort ist (Logopädenslang). Eines, das wir nicht oft im Alltag benutzen. Mein Mann kann sich als ehemaliger Nierenfacharzt das Wort »Glomerulonephritis« merken, aber »Kopfschmerzen« nicht.

»Danke« kann er sich auch nicht mehr merken. Weil jedes »Danke« eine Selbstbeschämung ist. Zu danken heißt anzuerkennen, dass man selbst nicht kann, vielleicht nie mehr können wird. Dass man existenziell abnimmt. Wenn mein Mann mir danken will, dann tut er das damit, dass er mir nicht dankt. Dass er den Willen zur Existenz nicht loslässt, um keine Konvention der Welt. Lieber kein Dank, als existenziell zu verschwinden. Es ist ein großes, trauriges Geschenk. Aber eines voller Treue, denn auch für ihn gilt: in guten wie in schlechten Zeiten.

Wie kann man einen Mann lieben, der das Danken verlernt hat? Der nichts mehr zurückgeben kann? Der sich jeden Tag ein Stück weiter mit seiner Geliebten verzieht, weil seine Neuronen es so wollen? Es ist eine merkwürdige Zeit aus Ambivalenzen, die wir gemeinsam verleben: Er vergisst und vermisst mich jeden Tag ein Stückchen mehr – zugleich und ohne dass es sich ausschließt. Ich mag seine Fußnägel nicht schneiden, ich will nicht, dass er rülpst (rülpst!), und ich bin mir so sicher wie noch nie in meinem Leben, dass ich diesen Mann nicht verlasse. Weil er durch die Krankheit zu meinem Mann wurde. Und das meine ich nicht in einer Florence-Nightingale-haften Krankenschwesterattitüde. Ich ziehe keine Nahrung daraus, dass ich die Kümmerin für uns beide bin. Ich ziehe Nahrung daraus, dass die Krankheit uns beide etwas lehrt: nämlich Widersprüche auszuhalten. Die Widersprüche sind das Lebendigste, was wir noch in unserem gemeinsamen Leben teilen können.

Früher konnte ich keine Talkshow ansehen, die Gäste einlud, deren Meinung ich nicht hatte. Früher konnte ich keine Zeitung lesen, deren Meinung ich nicht vertrat. Heute halte ich Widersprüche aus, rede mit »Querdenkern«, Trump-Wählern oder »spirituell Erleuchteten«. Und wenn es mir zu viel wird, lasse ich meinen Mann sprechen. Wenn er, bedingt durch die Krankheit, siebenmal nachfragt »hä?«, bringt das den stärksten Impfgegner zum Nachdenken. Ich kann meinen Mann ungeduldig anmaunzen und ihn lieben. Ich kann verzweifelt sein, wenn ich ihn suche, und mich freuen, wenn ich ihn finde. Ekel und Zuneigung, Wut und Mitleid, Struktur und Chaos – eigentlich unversöhnliche Paare – leben bei uns in friedlicher Koexistenz.

Soll ich jetzt der Geliebten meines Mannes, der Krankheit, einen Rosenkranz winden, weil sie mich Demut und Lebendigkeit lehrt? Einen Teufel werd' ich. Dazu drängelt sie sich viel zu sehr in den Vordergrund. Aber auch das ist ein Widerspruch des Lebens: Es ist eben nicht alles blöd an der Geliebten. Der Psychiater und Neurologe Viktor Frankl erlebte als junger Arzt, als er von den Nazis in ein KZ verschleppt wurde, die größte Schaffenskrise seines Lebens, als er mitansehen musste, dass sein Buchmanuskript vor seinen Augen verbrannt wurde. Es wurde nicht nur sein Werk verbrannt, sondern auch seine Eltern, sein Bruder, seine Ehefrau. Und Frankl schreibt nach dem Krieg ein Buch mit dem unfassbaren Titel ... *trotzdem Ja zum Leben sagen.*

»Das Leiden, die Not gehört zum Leben dazu, wie das Schicksal und der Tod. Sie alle lassen sich vom Leben nicht abtrennen, ohne dessen Sinn nachgerade zu zerstören«, schreibt er, »Not und Tod, das Schicksal und das Leiden vom Leben abzulösen, hieße dem Leben die Gestalt, die Form nehmen.«

Wenn mein Mann eine Geliebte haben darf, dann suche ich mir auch einen Geliebten für unsere Ehe aus. Frankl, der mich posthum lehrt, weiterzumachen und nicht still zu leiden, sondern im Leiden Stille zu finden. Was für ein Auftrag, wenn sich nebenan der Ehemann gerade mit der Spülbürste die Haare kämmt. Aber die wenigen Momente, wo uns beiden dieser Auftrag gelingt, sind für mich wie früher der Sex, die Verschmelzung, der Einklang. Nein, eigentlich ist es viel mehr, weil die antreibenden Kräfte, die Hormone, die Wollust fehlen und die zufällige Übereinkunft ein viel größeres Geschenk ist.

Das sind die wenigen Momente, wo die Geliebte keinen Zutritt hat.

Hummer und Sorgen an der Litfaßsäule

Als Marc krank wurde, schenkte ich ihm und unserem Sohn einen Schnitzkurs. Eigentlich wollte ich nur, dass es ein Vater-Sohn-Tag wird, eine *Erinnerung*, von denen unsere Kinder viel zu wenig würden sammeln dürfen und die sie deshalb hüten würden wie einen leisen, immerwährenden Schatz. Ich suchte im Netz eine Holzbildhauerin und fand einen deftigen Engel aus Thüringen. Die Frau war in ihrem früheren Leben Krankenschwester und zuckte nicht mal, als ich vorsichtig nachfragte … ob es möglich sei … neben dem Schnitzen auch noch auf Marc aufzupassen, die Tabletteneinnahme zu überwachen, zehnjährige unausgesprochene, präpubertäre und existenzielle Sohnsorgen im Blick zu haben – und überhaupt mir einen Tag Entlastung zu schenken? Vielleicht? Eventuell? »Jau. Mach ich.« Die Frau war härteres Holz gewohnt als unsere Pipifax-Alzheimer-Sorgen.

Als die zwei Männer, der große und der kleine, am Nachmittag nach Hause kamen, strahlten beide und schleppten einen gefährlich dreinblickenden Marterpfahl auf die Terrasse. »Mama! Das ist kein Marterpfahl, das ist ein *Totem.* Marterpfähle hatten doch nur die Indianer im Nordosten von Amerika«, klärte mich mein Sohn auf. Er war rechtschaffen angefüllt von dem Tag. Seine Wangen glühten. »Die Frau wollte, dass wir ein lustiges Tier schnitzen, aber Papa wollte *das hier*!« Unserem Kind war deutlich anzumerken, welche Version *er* bevorzugte. Und Marc war es wichtig, dass er seinem Sohn noch schnell den Unterschied zwischen Marterpfahl, einem Folterinstrument, und einem Totem, einem Familienabzeichen, beibrachte. Kraft schenken beide. Identität auch. Der Marterpfahl quält, das Totem erzählt die Geschichte einer Familie, oft auch von den Verstorbenen. Marc wusste, dass er bald zu denen gehören würde, über die man eine Geschichte erzählte. Er wollte, dass man sich an ihn auf eine friedliche Art erinnerte.

Dieser Tag brachte etwas ins Rollen, das wir alle nicht vorhersehen konnten. Marc fing an zu schnitzen. Er legte sich ein Sortiment aus Dutzenden von Beiteln zu und verzog sich in den hinteren Teil unseres Gartens. Das Holz fand er auf den unzähligen Spaziergängen mit unserem Hund. Immer gingen die beiden in den Wald. Immer kamen sie mit imposantem Totholz zurück, und vielleicht wird sich ein Förster heimlich die Hände gerieben haben: Da kommt der Verrückte wieder, der meinen Wald aufräumt. An der Seite seinen eifersüchtigen Hund, der nicht einsieht, dass nur das Herrchen einen Stock bekommt und er nicht. Beschwert, behindert, bepöbelt hat die beiden nie jemand. Mit den Jahren wussten zu viele bei uns im Stadtteil, dass Marc krank war. Sie zollten ihm allen Respekt, zu dem moderne, viel beschäftigte Menschen in der Lage sind. Sie grüßten und ließen ihn in Ruhe.

Und Marc erzählte seine Krankheit durch Holz. Anfangs waren die Objekte noch erkennbar figürlich: Mir schenkte er zuerst einen knallroten Hummer. Sprachlos. Wunderschön.

Ein Objekt, wie man es auch in einer Galerie in Berlin-Mitte kaufen könnte. »Gibt es einen überzeugenderen Hummer als den, den Marc K. geschaffen hat?«, wird ein waschechter Kunstgeschichtsprofessor später bei einer Ausstellungsvernissage sagen. An schlechten Tagen richtet mich dieser Satz aus der Ausstellungseröffnungsrede auf wie ein warmer Kakao mit Sahne. Weil er Humanität verströmt. Marc kann keine Rezepte mehr ausstellen. Aber er kann immer noch die Welt *sehen*. Keine Frage: Heute wäre der Hummer *das eine Objekt*, das ich aus einem brennenden Haus retten würde. Und wenn mein Sohn eine Party schmeißt, ist das Erste, das er vorsorglich entfernt, der rote Hummer seines Vaters. Die Holzerinnerung. Das erkannte auch meine fotografierende Nachbarin, Marianne, und schenkte dem Hummer ein Profifotoshooting. Sie setzte das Holztier mit einer solchen Selbstverständlichkeit in ihr Fotoatelier, als hätte die *Gala* um das Instagram-tauglichste Porträt eines Wurzel-Hummers gebeten, das es gibt. Sie entstaubte ihn, leuchtete ihn aus, drapierte, rückte, spielte, fotografierte, bearbeitete am Computer und – zack! – war ein Plakat fertig, wie es auch die Hamburger Kunsthalle nicht anders gestaltet hätte. »Sag mal schnell einen Titel«, forderte sie mich zwischen zwei Klicks auf. »Nenn es ›Hummer und Sorgen‹.«

»Hummer und Sorgen« wurde am nächsten Morgen auf DIN A1 gedruckt (wasserfest) und nachts heimlich an die Litfaßsäule neben unserem Haus geklebt. Das letzte Mal hatte ich solches Herzklopfen, als ich mit 13 von Hemelingen nach Oberneuland fuhr, nachdem ich das Busgeld in Cola investiert hatte. Jetzt hing also das Plakat unerlaubterweise an der Litfaßsäule. So, dass Marc jedes Mal, wenn er mit unserem Hund spazieren ging, an seiner Kunst vorbeigehen *musste*. »Ich will, dass er vergisst, dass er ein Arzt war, und glaubt, dass er ein Künstler ist«, grinste Marianne. Ich dachte an den Kunst-Leistungskurs, den Marc in der elften Klasse gewählt hatte. Vielleicht wäre er wirklich gern kreativer gewesen in seinem Leben. Jetzt durfte er es sein. Wir feierten ihn mit heiligem Ernst.

»Hummer und Sorgen« blieb ganze fünf Tage an der Säule hängen, bis ein ordentlicher Mitbürger das Plakat entfernte. Aber da war es längst zu spät. Marc *war* jetzt Künstler. Er schnitzte den ganzen Tag. Nach ein paar Monaten veränderten sich seine Objekte. Er entfernte jetzt nur noch die Rinde von originellen Wurzeln und schuf Charakterholz, in dem wir alle nur ... Stöcke sahen. Wir, die wir keine Zeit haben, weil der Alltag ruft, die Buntwäsche schreit, der Garten quengelt. Die Rindenkunst flutete unseren Alltag. Heimlich ließ ich die Kinder Stöcke in unseren Kriechkeller räumen, verschenkte an die Nachbarn Brennholz, nahm unbeobachtet Holz wieder mit in den Wald zurück. Erst als Marc einmal mit einem Holz, das ich am Vortag weggebracht hatte, wiederkam und sagte: »Guck mal, den habe ich doch glatt im Wald liegen lassen«, wusste ich, dass es zwecklos war. Es wird auch wieder holzfreiere Zeiten geben. Und wieder war es Marianne, die eines Abends, als die beiden auf der Terrasse saßen und ordentlich einen im Kahn hatten, zu Marc sagte: »Nimm mal den Stock in die Hand und halte ihn vor die weiße Wand da ...«

Herausgekommen ist eine Bilderserie mit den »25 schönsten Stöcken auf der ganzen Welt«. »Ich finde, Marc bildet mit der Freilegung der Wurzel-Verästelungen das ab, was ihm stückweise im Hirn zerfällt«, sagt Marianne, »er hilft uns, ohne Worte, seine Krankheit zu *verstehen.*«

Ich bin eher von dem Unterschied zwischen Bild und Objekt fasziniert. Manche Wurzeln sehen auf dem Foto geradezu grobschlächtig aus – und das dazugehörige Objekt ist ein filigranes Ästchen. Manches Holz fotografiert Marianne auch vorteilhafter, als es in natura aussieht. Objekt und Abbild jedenfalls sind nie gleich. Ist das auch mit Kranken so? Dass die Krankheit nie dem gleicht, was wir (meinen zu) sehen? Auf manchen Fotos sieht man etwas, was man im Objekt nicht zu entdecken vermag. Eine Frau, eine Fackel, eine Schweinepfote. Marc sagt zu seinen Objekten nichts. Hineinsehen, was er herausgesehen hat, müssen wir schon selber. Aber er freut sich an der Aufmerksamkeit, die ihm zuteilwird. Wir organisieren mitten in der Corona-Pandemie eine Ausstellung in einem Einkaufszentrum. Es gibt Sekt, Blumen, Presse und einen Kunstgeschichtsprofessor, der zur Eröffnung klüger spricht, als wir es alle verstehen:

»Um das Jahr 1435 schrieb der Florentiner Humanist Leon Battista Alberti ein kleines Traktat zur Theorie der Bildhauerei. Alberti glaubte zu wissen, wie es einst zur Bildhauerei gekommen sein musste: ›Man nahm wohl zufällig einst an einem Baumstrunk oder an einem Erdklumpen oder sonst an irgendwelchen derartigen leblosen Körpern gewisse Umrisse wahr, die – schon bei ganz geringer Veränderung – etwas andeuteten, was einer tatsächlichen Erscheinung in der Natur überaus ähnlich sah. … Indem man also, soweit der Gegenstand selbst dazu riet, seine Umrisse und die Oberfläche ausbesserte und glättete, gelangte man zum erstrebten Ziel, nicht ohne dabei Lust zu empfinden.‹«

Dass *Kunsthistoriker* ernst nahmen, was Marc schuf, war mir ein gewölbegroßer Trost. Nicht weil ich Marc als Künstler sterben lassen wollte, sondern weil es zeigte, wozu Menschen fähig sind, wenn ihnen etwas genommen wird. Marc verlor sein Hirn und gewann im gleichen Maße Kreativität und Gleichmut. Er erklärte uns ohne Worte, was seine

Krankheit ist. Und solange er so zu uns sprechen konnte, war alles gut.

Als die Krankheit fortschritt, waren auch die Stöcke nicht mehr artifiziell. Es waren nur noch Stöcke. Man sah keine Schweinepfote mehr in ihnen. Kein Kamel. Keinen Strom. Hätte Marianne ihn gebeten, sie für ein Foto hochzuhalten, hätte ihn das unter Stress gesetzt. Die Stöcke und ihr Meister verarmten und wurden immer atavistischer. Die »Big Five« – die fünf wesentlichen Merkmale, die laut einem Modell der Psychologie die Persönlichkeit eines Menschen bestimmen – waren jetzt weder im Objekt noch im Künstler zu erkennen: Offenheit, Gewissenhaftigkeit, Extraversion (Neigung zur Geselligkeit und zum Optimismus), Neurotizismus (Neigung zu emotionaler Labilität) und Verträglichkeit waren keine Kategorien mehr, die für unser tägliches Leben eine Rolle spielten. Na ja, vielleicht die Verträglichkeit noch am meisten. Denn fühlte sich Marc nicht bedroht, war er höchst verträglich. Ich dagegen wurde zunehmend neurotizistisch – auf Deutsch: wehleidiger. Je mehr mir der Resonanzraum wegbrach, umso mehr tat ich mir leid. Das gehört nicht zu den schönsten Selbsterkenntnissen meines Lebens. Irgendwann las ich einen Aufsatz, in dem ein Zusammenhang zwischen Kunst und Persönlichkeit beschrieben wurde.

Und dann wurde es interessant!

Der Schriftsteller und Philosoph Nikodem Skrobisz schreibt darin: »Jener Zeitgeist der Renaissance und der Aufklärung, der die repräsentative Kunst hervorbrachte, war in der Tat erfüllt von einem Streben nach Perfektion. Perfektion im Sinne einer aristotelischen Exzellenz, einer Vervollkommnung des menschlichen Potentials, der Annäherung an religiöse und politische Ideale oder dem der reinen Vernunft im Zuge der Aufklärung.« Je gewissenhafter ich bin, je pflichtbewusster, desto mehr schätze ich die sogenannte repräsentative Kunst, also beispielsweise die niederländischen Maler, die Wirklichkeit abzubilden versuchten. Habe ich dagegen einen hohen Anteil von Extraversion oder Neurotizismus in mir, bevorzuge ich Pop-Art oder abstrakte Kunst. Beuys, Rothko. Berlin-Mitte-Kunst eben. Und tatsächlich, wenn ich mein Leben durchflöhe, habe ich keinen festen Kunstgeschmack, sondern einen phasenweisen. Als junges Mädchen fand ich Picassos »Ein-Strich-Tiere« toll, heute langweilen sie mich als Ikea-Dekorationsposter. Als junge Frau fand ich einen schönen Akt aufregend. Heute fasziniert mich Otto Dix, der die Schönheit im Hässlichen fand. Der es schafft, Menschen unglaublich versehrt und minderperfekt und dabei wunderschön zu malen, dass mir schon fast der Ausdruck meiner Mutter auf den Lippen liegt: »Das schafft heutzutage keiner mehr, also rein handwerklich, meine ich.« Ich mag Kunst, die offen lässt und Ambivalenzen teilt, weil (Küchenpsychologie Teil 1–3) ich genau diese Erfahrungen in den letzten Jahren auch gemacht habe. Als ich im Sommer mit meinen Kindern im Louvre war, rannten alle drei als Erstes wohin? Richtig! Zur Mona Lisa. Mir tat das gegenüberliegende Gemälde leid: »Die Hochzeit zu Kana«, das größte Bild im ganzen Museum. Das aber kein Schwein anguckte, weil sich auf Insta »die Mona Lisa einfach besser macht, weisch?«, wie eine aufgeregte Schwäbin ihrem Mann links neben mir erklärte.

Ja. Die Mona Lisa macht sich einfach besser. Weil sie der kunstgeschichtlich kleinste gemeinsame Nenner ist. Weil sie längst ein Meme geworden ist, eine zeitlose Kultureinheit, mit der auch *Dschungelcamp*-Liebhaber etwas anfangen können. Ich habe mich in die »Hochzeit zu Kana« verguckt. 132 Personen sind auf dem Bild. Laut Statistik würden rund zehn Leute auf diesem Bild an Demenz leiden, wenn es ältere Gäste wären, sogar erheblich mehr. Wer von ihnen könnte es sein? Der vornehm gekleidete Herr links außen, oder eher die Frau neben ihm? Frauen bekommen häufiger Demenz, schon allein deswegen, weil sie älter werden. Mich interessieren nicht die Reichen, Schönen, Glänzenden, mich interessiert der Makel. Und damit bin ich nicht allein.

Skrobisz erklärt das so: »Die Ideale sind seit der großen Desillusionierung durch zwei Weltkriege zerbrochen, die Städte überfüllt, Perfektion wird, wenn überhaupt, nur im Sinne einer ökonomischen Effizienz verfolgt, nicht als Ideal. Die Stimmung ist gereizt, das Streben mit dem Willen blind. Und der Zeitgeist mit seinem Nihilismus, Informationssturzfluten, Zersetzung von Familienstrukturen und chronischem Schlafmangel macht nun mal – nun psychisch labil und überempfindlich, kurz neurotisch, wie ein Blick in die hysterischen Kulturkämpfe und politischen Debatten des Tages leicht bestätigen wird. Solch eine neurotische Zeit bringt auch neurotische Menschen und damit neurotische Kunst hervor.«

Mit meinem Selbstmitleid müsste ich also eigentlich in die Hamburger Kunsthalle rennen und mir die niederländischen Maler reinpfeifen. Aber die Besucher dort erscheinen mir so planetenfern, dass ich nicht mal das Anstehen an der Kasse ertragen könnte. All die hippen Freitag-Taschen-Träger, mit Hafer-Latte, Fitnessuhr und Woke-Verständnis können mich nicht trösten, obwohl sie es für sich in Anspruch nehmen. Vielleicht weil sie mir mit ihren Kulturinsignien mehr Neurosen zeigen, als ich aushalten könnte.

»Selbstmitleid hat heute einen schlechten Leumund«, erklärt mir ein Paartherapeut und Psychologe, ein Larmoyanz-Experte und Sensibilitäts-Spezialist. »Einerseits kränkt uns viel, triggert, verletzt, andererseits haben wir kaum noch die

Kraft, die Verletztheit der anderen auszuhalten. Das führt dann dazu, dass wir uns eine allgemeingültige Verletzungsmoral zulegen, die aber oft nichts mit uns, sondern nur mit der kulturellen Blase zu tun hat, in der wir uns bewegen.«

Was half den Leuten früher, nicht wehleidig zu werden? Die Achtung vor dem Mittelmaß, sagt der Experte.

Verletztheit ist also wie der Petticoat der Fünfzigerjahre: kleidsam, aber nicht originell. Und in ein paar Jahren wird sie uns so spießig erscheinen wie heute das Pflichtbewusstsein und der Wiederaufbauehrgeiz der Nachkriegszeit. Obwohl es auch damals schon Lücken und Nischen für Selbstmitleid gab. 1952 sang Ernst Neger zur Mainzer Fastnacht ein Lied, das 2009 zum beliebtesten Fastnachtslied aller Zeiten gewählt wurde: »Heile, heile Gänsje«.

Heile, heile Gänsje
Es is bald widder gut,
Es Kätzje hat e Schwänzje
Es is bald widder gut,
Heile heile Mausespeck
In hunnerd Jahr is alles weg.

Googelt man heute das Lied, sieht man historische Aufnahmen, in denen herausgeputzte Trümmerfrauen bei diesem Lied anfangen zu weinen. Vielleicht ist der Karneval nach dem Zweiten Weltkrieg die Nische gewesen, in der man sich Selbstmitleid erlaubten durfte. Heute wird aus Selbstmitleid geweint, wenn man sich nicht wahrgenommen fühlt, nicht richtig angesprochen, nicht erkannt. Es wird Zeit, dass wir wieder mehr Totems schnitzen.

Prämortale Trauer

Ich wünschte, mein Mann wäre tot. Noch mehr wünschte ich mir, er würde leben. Aber derzeit lebt er mit mir tot zusammen. Und dieses Zwischenreich als Existenz zu akzeptieren, ist schwerer als die Trauer um Tote. Mein Mann hat seit fünf Jahren Alzheimer. Inzwischen hat er Pflegegrad vier, erkennt mich auf Fotos nicht mehr und schafft nachts den Weg vom Bett ins Bad nebenan nicht. Er kann die Gegenstände, denen er auf dem Weg dorthin begegnet, nicht mehr als Orientierungspunkte annehmen, sondern er identifiziert sie als Bedrohung, Angriff, Gefahr. Das Katzenkörbchen, die Wäsche des Kindes, sein Schulranzen – alles Gefahren, es ist sicherer, im eigenen Zimmer zu bleiben und lieber die Ecke zu nehmen als das Urinal.

Wir können nicht mehr miteinander reden. Er kann mir nicht mehr für die Hilfe, die ihm zuteilwird, danken. Er kann unseren Alltag nicht mehr teilen, das Brot schmiere ich ihm morgens. Ich schneide es auch in kleine Häppchen. Er ist ein sterblicher Überrest mit Vitalfunktion. Und während ich seinem Entschwinden ins Zwischenreich zusehe, muss ich den Pflegedienst jonglieren, die Lernentwicklungsgespräche in der Schule führen, fröhlich sein, den Schornsteinfeger hineinlassen, Geld verdienen, einen Impftermin besorgen, waschen, Arztgespräche führen, Tabletten bereitstellen, Betten beziehen, Geburtstage organisieren, dem Kind erklären, was binomische Formeln sind, Freunde einladen, die Heizung reparieren lassen, kochen, Steuererklärungen machen, die Schuhe zum Schuster bringen, Brot kaufen. Und meinen heimlichen Gast ins Haus lassen: die prämortale Trauer.

»Sei doch froh, dass dein Mann noch lebt«, sagen meine Freunde, »genießt die Zeit, die euch noch bleibt.« Es ist ein hilfloser Satz, weil prämortale Trauer noch weniger zu greifen ist als reale. Man kann keinen Sarg aussuchen, keinen Pastor bestellen, man kann keine schwarze Kleidung tragen. Trauer um einen toten Menschen kennt viele Rituale, die durch die Gemeinschaft tröstend wirken. Singen, beten, sich besaufen. Prämortale Trauer wird pikiert mit »na, noch lebt er ja noch« abgetan. Ja, seine Leber funktioniert noch, sein Kehlkopf ist einwandfrei, auch die Schilddrüse verrichtet ihren Dienst. Aber ich habe keine funktionierende Schilddrüse geheiratet, ich habe einem Mann meine Liebe und Treue versprochen, der einen unnachahmlichen Humor hatte. Der Humor ist schon tot. Auch seine Standfestigkeit ist schon vorab gestorben.

Früher hat er mir jede Maus aus dem Zimmer gefangen, vor der ich mich ekelte. Und dabei hat er gelacht. Er war in schwierigen beruflichen Situationen meine Stütze, bei der Beerdigung meiner Eltern und der Geburt unseres Kindes. Heute hat er Angst vor einem karierten Katzenkörbchen, weil er nicht mehr weiß, wozu man das braucht. Er kämmt sich mit einer Gabel, und das mit einer Selbstverständlichkeit, mit der er früher die Garage baute. Ich sehe in dem Kämmen, dass er die motorischen Fähigkeiten des Kämmens noch hat, aber die kognitiven bereits verloren sind. Ich trauere mehr um das Kognitive als um die Motorik.

Die Trauer zeigt sich in vielen Kleidern, nicht immer in sittlich Schwarz. Wenn ich den Eindruck habe, dass mein Schwiegervater seit fünf Jahren beharrlich leugnet, dass sein Sohn krank ist, bin ich über diese spezielle Form von Ignoranz empört. Mir wird erst später klar, dass es vor allem Trauer ist, die sich in mir breitmacht: Warum machst du mir das Leben mit diesem Verleugnen noch schwerer, warum bekomme ich keine Unterstützung, Solidarität, kein Mitgefühl? Klar, wer nicht krank ist, benötigt auch kein Mit-Gefühl, so einfach ist die Rechnung. Die gegenseitigen Besuche schrumpfen auf ein Minimum.

Dieses Verhalten ist nicht ungewöhnlich: Manchmal ist die surreale Verleugnung von Tatsachen feststehender Diagnosen (und bei meinem Mann steht es seit fünf Jahren fest) eine pathologische Überlebensstrategie von Eltern, die nicht wahrhaben wollen, dass ihr Kind vor ihnen sterben wird. Manchmal ist es schlicht Genetik, und auch die Eltern leiden unter einer Form von krankhafter Vergesslichkeit, bloß hat ihnen noch keiner eine Diagnose verpasst. Manchmal ist es auch schlichte Bosheit und das unbewusste Zurückzahlen von offenen Rechnungen. Mir fehlt die Kraft, mich für eine dieser Möglichkeiten zu entscheiden. Ich finde sie alle drei entsetzlich. Irgendwann werde ich eine Masse Fleisch zur Beerdigung des Schwiegervaters fahren und mich freuen, wenn die Füße meinen Mann noch tragen. Oder ich werde meinen Schwiegereltern eine Trauerkarte schicken, die ebenso verlogen wie konventionell ist.

Das zweite Kleid der Trauer besteht aus vielen Schichten, wie der Zwiebellook. Es ist die Überforderung. Die Gleichzeitigkeit und die schiere Menge an banalen Aufgaben sind einerseits eine strategisch gute Ablenkung, andererseits ein ständiges Mahnen an das eigene Scheitern. Ich kann mich nicht erinnern, in den letzten Jahren ohne Laptop im Wartezimmer eines Arztes gesessen zu haben. Ich beneide Menschen, die Zeit haben, die *Bunte* zu lesen. Wahnsinn. Die lesen über die neue Liebe von Uschi Glas' Sohn. Die haben Zeit und Hirnspeicher für diese Informationen. Die lassen es zu, dass die Worte bis in ihren Kortex vordringen – und dort auch bleiben. Wenn ich bei der Zahnreinigung bin, mache ich den Einkaufszettel für die kommende Woche, beim Zoom-Elternabend begleiche ich anfallende Rechnungen, und beim Warten am Kassenband hake ich meine To-do-Listen ab. »Es ist jetzt auch ganz wichtig, dass du dir Zeit für dich nimmst« ist auf meiner Schrott-Bingo-Liste ganz oben.

Das dritte Kleid der Trauer ist die Einsamkeit, sie zeigt sich nicht abends mit ihren grauen Farben, sie zeigt sich morgens, wenn ich zu müde bin, um aufzustehen. Frühmorgens, diese Zeit zwischen Wecker und »Also, los geht's, hilft ja nichts« ist am schlimmsten. Und dann trauere ich im Futur II: Ich werde meinen Mann verloren haben. Dabei folgt er nur dem Teil, der jetzt schon vorneweg gegangen ist.

Das vierte Kleid der Trauer ist voller Pailletten, Glitzer und Bordüren. Man schämt sich bis Ultimo, wenn man es anhat. Es ist die Schuld. Die Schuld, dass man weiterlebt und der Partner sterben muss. Die Schuld, dass man jammert, während der andere in Zeitlupe stirbt. Die Schuld, dass man all die Trauernden um einen herum nicht wahrnimmt, das Kind, den Freund, die Nachbarin, nicht mehr wahrnehmen kann. Einfach. Weil. Man. Nicht. Mehr. Kann. Es ist die Schuld, dass man sich darauf freut, dass irgendwann das Ganze ein Ende haben wird.

»Sie müssen anfangen, Ihren Mann wie ein Möbelstück zu betrachten«, sagt mein Arzt zu mir. Er meint es gut. Erst zu Hause merke ich, wie unrealisierbar diese Abspaltung für mich ist. Ich will mein Leben nicht mit einem Menschen teilen, den ich mir als Tisch vorstellen soll. Es ist schlimm genug, dass der Kopf, den ich liebe, nicht mehr denken kann, dass die Stimme, die ich kenne, nicht mehr lästert, dass die Hand, die mich hielt, nun von mir gestützt werden muss. »Es hilft Ihnen aber bei der Ablösung«, erklärt mir der Mann, »das Schreckliche muss ein Bild bekommen, damit Ihre Seele es versteht.« Der Arzt hilft mir, »in die Sonne zu schauen«, wie der amerikanische Psychoanalytiker und Autor Irvin Yalom einmal die Angst vor dem Tod umschrieb.

Aber es gibt Momente, die mich beleben. Ein Studienfreund aus alten Tagen meldet sich. Mit einem ganz und gar frivolen Angebot. Selbst im Nichtannehmen liegt so viel Vitalität, dass es mich eine lange Weile trägt. Mein Kind macht eine Hitliste aus den komischsten Sachen, die dem Papa widerfahren sind. (Platz eins: Er schlief mal mit vier Paar Gummistiefeln im Bett ein, weil er dachte, das seien Stofftiere.) Freunde besuchen mich und bringen am Hochzeitstag ungefragt Geschenke vorbei. Und immer wieder: Spazierengehen. Es scheint, als könne man sich Trauer ablaufen. Eher jedenfalls als wegsaufen. Die moralischsten Menschen in meinem Bekanntenkreis ermuntern mich, an die Möglichkeit der Fremdunterbringung zu denken. Komischerweise sind das alles Männer. Frauen kommt das Wort »Heim« nicht über die Lippen.

In allem wird auf Gender-Gleichheit geachtet, denke ich, dieser Bereich ist klar nach Geschlechtern getrennt. Die Männer sagen: Du musst auch an deine Familie denken. Die Frauen motivieren zur Pflege zu Hause. Den mir fremdesten Denkanstoß gab mir ein alter Freund: »Wenn ich dein Mann wäre, würde ich nicht wollen, dass mein Kind mich so sieht und tagtäglich erlebt.« Ich sage nicht, dass dieser

Freund unrecht hat, ich sage auch nicht, dass alles Heil im Zu-Hause-Pflegen liegt. Aber ich sage: Die unterschiedliche Bewertung der Situation ist so jahrtausendelang einstudiert. Männer wollen nicht schwach erlebt werden, Frauen ziehen aus der Fürsorge Identität.

Und nun? Es wird nicht besser, es wird jeden Monat schlimmer. Das ist die einzige Gewissheit. Kein Trostbuch über Trauer kann das verhindern, keine Selbsthilfegruppe, keine Psychopharmaka. Es wird nicht besser, aber es wird tagtäglich realer. Eines Tages werden vielleicht tatsächlich die Nieren absterben, der Magen wird nicht mehr nach Nahrung verlangen, der Körper wird nicht mehr warm zu kuscheln sein. Es wird real, dass mein Mann stirbt. Und das ist vielleicht der eine große Trost. Die Kehrseite: Ich werde vor nichts mehr Angst haben im Leben.

Ich brauche keine Kur, ich brauche Geld

Lassen Sie uns über Geld reden. Ach, das tun Sie nicht so gern? Weil man nicht über Geld spricht, sondern nur welches hat? Entschuldigung, seit fünf Jahren muss ich über Geld reden, weil es mein Leben bestimmt. Seit mein Mann an Morbus Alzheimer leidet, bin ich seine Gefährtin, Arzttermin-Verwaltung, Kinder-Ängste-Auffangbecken und Geldhahn. Geldhahn bin ich am meisten, weil es am wichtigsten ist. »Nein, am wichtigsten ist, dass Sie jetzt bei Ihrem Mann sind«, sagen die Ärzte und gucken dabei gütig. Ich kenne das schon, mein Mann war selber so einer. Ärzte wollen nie über Geld reden, das macht sie so käuflich, eklig, weltlich. Ärzte wollen Heiler sein, die quasi religiöse Nähe zum *Christus medicus* (»Christus, der Arzt«) verbietet jeglichen Merkantilismus. Jedenfalls für die Fachrichtungen, die nicht Schönheitschirurgie, gehobene Dentologie oder Radiologie mit eigener Praxis sind. Alzheimer wird hauptsächlich von Neurologen behandelt, das sind eher Idealisten. Die wollen von Geld nichts wissen.

Ich muss aber über Geld Bescheid wissen. Weil Pflege hauptsächlich mit Geld zu tun hat. Am Anfang ist alles noch harmlos, da merkt man nur an den 100 Euro, die man jeden Monat für Rezeptgebühren ausgibt, dass sich etwas geändert hat. (Und vielleicht an den absurden Mengen an Mehr-Kaffee: Alzheimer-Kranke trinken nicht selten Badewannen voll starkem Kaffee.) Später kommen Ortungsuhren (549 Euro), Alltagspfleger (450-Euro-Job) und feuerfeste Bettwäsche (320 Euro) dazu. Erzählen kann man niemandem davon, wirkt es doch so, als wollte ich die Krankheit meines Mannes vor allem als finanzielle Belastung darstellen. Dabei ist es die Gleichzeitigkeit, die mich fertigmacht: Mein Mann ist krank, *und* es kostet Unsummen. Oder im Mediziner-Jargon: Man kann Läuse *und* Flöhe haben.

Ich weiß noch, wie wir bei einer Frührenten-Begutachtung saßen und der medizinische Gutachter mich fragte: »Warum sollten wir Ihren Mann in Frührente schicken? Er kann doch immerhin noch MDK-Gutachten schreiben.« Das sind Gutachten des Medizinischen Dienstes der Krankenkassen, bei denen Pflegestufen und damit oft Frührenten festgelegt – oder auch abgelehnt – werden. »Wollen Sie sich von einem Alzheimer-Kranken begutachten lassen?«, fragte ich. »Aber darum geht es doch gar nicht«, sagte der Arzt sanft, leise und so nachdrücklich, wie ich früher meinem Sohn erklärt habe, dass es jetzt Zeit für die Heia ist. »Man kann die Gutachten ja juristisch anfechten, wenn man mit dem Ergebnis nicht zufrieden ist, nicht wahr, Herr Kollege?« So krank war mein Mann damals noch nicht, als dass er nicht wortlos den Kopf geschüttelt hätte. Der Bodensatz an Versehrten wird an kranke Ärzte verramscht.

Dass man als Angehöriger oft gar kein Quäntchen Energie mehr übrig hat, auch noch zu klagen, weiß der Gutachter offenbar nicht. Er trägt Rolex und hat sauber maniküre Fingernägel. Und sicher zu Hause eine Frau sitzen, die sich in einem Ehrenamt um Hundewelpen mit Dyskalkulie kümmert. Ich könnte kotzen. Ich darf aber nicht kotzen, ich muss hilflos, bedürftig und mitleiderweckend schauen, denn wenn wir den Rentenbescheid nicht bekommen, fehlt uns Geld in der Kasse. Geld, das wir jeden Monat brauchen. Für eine neue Toilettenspülung, nachdem Marc versucht hat, seine Socken dort hinunterzuspülen, für eine neue Ortungsuhr, o Gott, wo ist denn die alte? Für ein Leck im Dach, keine Ahnung, ob man deswegen wirklich gleich 1750 Euro Reparaturkosten benötigt, aber wie soll ich das neben all den Aufgaben, die ich jetzt erledigen muss, nachrecherchieren? Früher hätte sich Marc neben den Handwerker gestellt, ein Bier aufgemacht und gefragt: »Geht das auch … anders?« Dann hätten sie eine Weile über den BVB geredet, und am Ende hätten wir eine kleine, feine Rechnung gehabt. Diese rhetorischen Möglichkeiten habe ich nicht mehr. Ich kann nur noch die Karte »Arme Mutti, die alles wuppen muss« ziehen. Immerhin zieht das oft. Handwerker verstehen sofort den Unterschied zwischen brutto und netto und wissen um den heilsamen Trost, wenn einfach das Licht im Flur wieder geht. Ich habe einen Automechaniker, der einmal im Jahr ein Wochenende bei uns wohnt und alle Kinkerlitzchen in Ordnung bringt. Müsste ich später benennen, wer mir durch die Zeit der Krankheit am meisten geholfen hat, stünde dieser Mann ganz oben auf meiner Liste. Je manikürter mein Gegenüber, desto weniger Hilfe ist zu erwarten, desto mehr werde ich mit Mitleid überkübelt. »Es ist jetzt ganz wichtig, dass du auch an dich denkst«, »Ich bin immer für dich da«, »Brauchen Sie eine Kur?«.

Ich brauche keine Kur, ich brauche Geld. Und Leute, die das Tabu, über Geld nicht zu reden, wenn man über Pflege redet, über Bord werfen. Ich habe vier Jahre gebraucht, um verlässliche Zahlen zum Eigenanteil einer Heimunterbringung (oder in einer Demenz-WG) zu erfragen. Und Sie dürfen mir glauben: Als Journalistin *kann* ich recherchieren. Der Dialog ist immer derselbe. Ich: »Mit wie viel müsste ich denn finanziell rechnen, wenn mein Mann bei Ihnen wohnen würde?« – Antwort, kirchentagsähnlicher Tonfall, ruhige Stimmlage: »Na, das kann man so einfach nicht sagen, das hängt von vielen Faktoren ab, zum Beispiel dem Pflegegrad Ihres Mannes.« – »Vier.« – »Wie bitte?« – »Er hat Pflegegrad vier.« – »Das kann man trotzdem nicht so einfach sagen, es werden ja noch Pflegesachleistungen, Pflegegeld und die Verhinderungspflege in Höhe von 364 Euro im Monat, die Sie geltend machen können, abgezogen.«

Sosehr sich meine Gegenüber auch immer winden, mir zu sagen, was ich bezahlen muss: Es bleibt ein beträchtlicher Eigenanteil, den wir als Familie hinblättern müssen. Die Alzheimer Gesellschaft Hamburg veranschlagt die Kosten zwischen 2500 Euro und 4500 Euro. Dieser Anteil kann je nach Krankheitsschwere variieren und im Einzelfall bis zu 7000 Euro betragen. Um nicht ganz verrückt zu werden, habe ich immer mit 3500 Euro kalkuliert, das ist auch etwa die Summe, die mir die Gesellschaft als Beispielrechnung präsentierte: »Ca. 700 Euro Miete + ca. 2500 Euro Pflegekosten (Eigenanteil Pflegegrad 4) + Rücklage 50 Euro + Haushaltsgeld ca. 200 Euro = 3450 Euro«

Für alle Festangestellten und Brutto-netto-Verwechsler: Wenn ich 3500 Euro Eigenanteil zahlen will, muss ich vorher mehr als 5000 Euro verdient haben, mit Rücklagen für mögliche Steuervorauszahlungen als Freiberuflerin noch viel mehr. Damit habe ich aber meine drei Kinder, den Hund und mich noch nicht satt bekommen, wir haben weder Geld fürs Wohnen noch für Kleider, Urlaub, neue Turnschuhe.

Wenn ich drei Pubertierende (und mich) einigermaßen bis zum Ausbildungsbeginn durchfüttern will, brauche ich noch einmal 3500 Euro netto im Monat. (Also wieder 5000 Euro brutto.) Da sind dann aber keine Markenturnschuhe drin, sondern der Flohmarkt oder Vinted. Und dann kommen noch Zusatzkosten dazu wie der Stiftzahn, den Marc dreimal hintereinander lose gebissen hat, weil er die Anweisung des Zahnarztes, den Zahn nicht zu belasten, natürlich in dem Moment vergessen hatte, als er vom Zahnarztstuhl aufstand. Vielleicht auch schon früher. Weihnachten. Ferien. Rücklagen für mich, falls ich mal ausfalle. Reparaturkosten für Haus und Hof.

Haben Sie mitgezählt? Wir sind bei 13 000 bis 15 000 Euro brutto. Jeden Monat. Bis auf die Sommerferien, wenn ich da nicht arbeiten sollte, weil ich in den Urlaub fahre, müsste ich im nächsten Monat 30 000 Euro verdienen.

Und jetzt kommt der Moment, in dem Ärzte fantasielos folgende drei Sätze herunterspulen: »Na, das kann ja irgendwie nicht sein«, »Wie soll man das denn verdienen?« oder »Da haben Sie sich irgendwo verrechnet«. Nein, habe ich nicht. Ist ja auch nicht so schwer. Ist nur hässlich, sich bei dem mildtätigen Thema Angehörigenpflege mit so etwas Lautem wie Geld zu beschäftigen. *Hilflos, bedürftig und mitleiderweckend.* Das ist das Mantra, das durch meinen Kopf hämmert. Denn ich habe verloren, wenn ich nach solchen Sätzen anfange, sarkastisch zu werden: Es fragt nämlich kein Heim der Welt, wie ich das bezahlen soll. Die fragen alle nur, *ob ich das bezahlen kann.* Und ja, lieber Christus medicus, wenn wir über Alzheimer reden, müssen wir auch über Geld reden. Wenn ich das Geld nämlich nicht aufbringe, wird mein Haus verpfändet, in dem wir wohnen, werden Marcs Kinder zur finanziellen Rechenschaft gezogen, wird meine Altersvorsorge aufgebraucht, leider ist der Staat in diesen Fällen nicht besonders christlich. Nehmen ist seliger denn Geben.

Apropos Staat: Wissen Sie, wie viel Rente ich als Mutter bekomme, weil ich Kinder großgezogen habe? 100 Euro pro Kind und Monat. Und wissen Sie, wie viel Geld ich später bekomme, weil ich meinen kranken Angehörigen gepflegt habe? 40 Euro im Jahr. Und das auch nur, wenn er Pflegegrad vier hat und ich nachweislich nicht mehr als 30 Stunden außer Haus gearbeitet habe. Der Kontenerklärer von der Deutschen Rentenversicherung windet sich hörbar, als er mir diese Zahl am Telefon nennt. 40 Euro im Jahr. »Eine direkte Motivation, Ihren Mann zu pflegen, ist das eher nicht«, wispert er in mein schallendes Lachen hinein. Der arme Mann, er kennt mich nicht und glaubt, dass er es mit einer vollständig Irren zu tun hat. Dabei bin ich nur eine finanzversierte Angehörige.

Zu dem Ärger, den man als Begleiter Kranker an der Backe hat, gehört neben dem Aushalten des Entschwindens, neben einer ehelichen Einsamkeit auch eine finanzielle Einsamkeit. Denn mit wem, bitte schön, sollte ich meine Sorgen besprechen? Die Ärzte winden sich, die Pflegeeinrichtungen drücken sich, und meine Freundinnen und Bekannten, ganz ehrlich, können meine Sorgen, so viel Geld verdienen zu müssen, nicht verstoffwechseln. Wie sollten sie auch? Also schlafe ich mit Geldsorgen ein und wache mit Geldsorgen auf, ich kaufe mit Geldsorgen ein und frage mit Geldsorgen Vokabeln ab. 3500 Euro. Der Wocheneinkauf: ein Siebzehntel Heim, TÜV: ein Dreißigstel Heim. Selbst der Auslandsaufenthalt meines Sohnes wird umgerechnet in eine makabre neue Währung: Der Flug kostet genauso viel wie zwei Wochen Heim. Ist es das wert? Wer profitiert langfristig mehr von meinem Geld, mein Sohn oder mein Mann? Und komme mir bitte niemand mit dem Kitsch von »Würde« und »Wir wollen nur das Beste für Ihren Mann«. Das sind die beiden Chiffren für »Schalten Sie bitte Ihren prämortalen Witwen-Modus ein und benehmen Sie sich so, wie es von Ihnen erwartet wird: trauernd, das heißt stumm«.

Ich kann aber nicht stumm sein. Mit Stummsein verdient man kein Geld. Und helfen tut es auch keinem. Ich brauche kein Mitleid, ich brauche Unterstützung.

Mit meinem Mann hätte ich diese Sorgen früher gut besprechen können. »Ach, Liebe, wir schaffen das schon.« Es hilft, mir vorzustellen, was er damals dazu gesagt hätte. »Es wäre halt alles leichter, wenn nicht Ihr Mann, sondern Sie erkrankt wären«, sagt die Fachberatung der Krankenkasse zu mir. Mitleiderweckend, hilflos, bedürftig tun, sonst legt sie auf. »Sie glauben nicht, welchen Personalschlüssel Ihr Mann benötigte, als wir versuchen wollten, ihn bei uns einzugewöhnen. So können wir ihn leider nicht bei uns aufnehmen«, sagt der Leiter einer der größten Tagespflegeeinrichtungen Deutschlands, für die monatlich nur ein Bruchteil der Heimkosten anfallen würde. Wenn wir es schafften, Marc so nur ein Jahr länger bei uns zu halten, wären das gute 30 000 gesparte Euro. Der Mann ahnt nicht, was er für ein frigider Hoffnungsräuber ist. Ich darf aber weder »Hoffnungsräuber« noch »Arschloch« denken. Ich bin auf ihn angewiesen, so wie mein Mann auf mich angewiesen ist. Vielleicht ist das das Zweitschlimmste an dieser Krankheit. Aber ich weiß, für wen ich das tue. Für den Mann, der früher »Wir schaffen das schon« zu mir gesagt hätte.

Verrückt.
Ich werde besser im Beruf

Ich liebe diese Frau und ihre Probleme. Vor mir sitzt eine 42-jährige Head of Sonst was, die mir aus ihrem Leben berichtet, ihrem offensichtlich nicht immer leichten: »Und dann schaffe ich es noch nicht mal jede Woche zum Pilates, verstehen Sie? Ich meine, meine Mental Load ist total aus den Fugen geraten. Letzte Woche hatte ich drei Überstunden, diese Woche sind es schon zwei – und wir haben erst Dienstag! So kann es nicht weitergehen.« Jedes ihrer Sörglein ist das pure Gold. Ich sitze vor ihr und sauge aus ihrem Leben wie früher aus der Capri-Sonne, wenn der Strohhalm abgebrochen war. Meine Kollegin neben mir wird merklich unruhig. Sie hat mich heute verheult zur Arbeit kommen sehen und mich schweigend abgepudert, so dass sowohl die Augenringe als auch jede Form von Mimik überdeckt sind. Sie hat gehört, wie ich mit dem Medizinischen Dienst der Krankenkassen telefoniert habe, als wäre es eine Parship-Verabredung mit einem Steuerprüfer. Sie bringt an jedem Arbeitstag Mittagessen mit, weil sie weiß, dass das das Letzte wäre, was ich noch vorbereiten könnte. Wollte.

Und jetzt hört sie, wie sich eine unserer Kundinnen über ihre ausgefallene Pilatesstunde beschwert. Ihr Mann will nach Kuba. Kuba, verstehen Sie? Ich nicke, die Kollegin schwitzt. Sie befürchtet einen Vulkanausbruch. Ihre Sorge ist unbegründet. Ich liebe die Kundin. Ich liebe ihre Probleme. Ich kann gar nicht aufhören, ihr zu lauschen, wenn sie von ihrer letzten Auseinandersetzung mit ihrem Mann spricht – die darum ging, wer den Hamster füttert. Ich mag es, dass ihr Kind vier Zentimeter kleiner ist als der Schnitt und dass sie Dänemark als Urlaubsland eigentlich gar nicht mag.

Nachdem ich morgens drei Kinder zur Schule geschickt und den Alltagshelfer eingelassen habe, »Hilfe, Mama, du musst noch meine Mathearbeit unterschreiben«, der Pflegedienst klingelt, wo ist ein verdammter Stift, unser Au-pair informiert habe, wann wir wieder zurück sind; nachdem morgens schon ein organisatorisches Säbelrasseln stattgefunden hat, dass mir die Ohren klingeln, genieße ich es, wenn es genau ein Problem pro Augenblick gibt. Eine Kundin, eine Frage, ein Problem zur Zeit und vor allem: nicht mein Problem, das ist Luxus. Und dafür werde ich auch noch bezahlt. Dass ich mir Schwierigkeiten anhöre, die von einer urbanen und kleidsamen Geringfügigkeit gekennzeichnet sind und nicht in meine Stratosphäre dringen. »Wirst du nicht rasend vor Zorn, wenn du mit dem Gericht darüber streiten musst, ob du deinen Mann entmündigen lassen darfst, und dann kommt dir jemand mit Pilates?«, fragt die Kollegin am Mittagstisch. Nein. Im Gegenteil. Ich werde demütig. Weil auch eingewachsene Fußnägel schmerzen. Und wenn sie entzündet sind, können sie die ganze Nacht schmerzen. Dann hat man zwar noch Niere, Milz, Magen und Knochenhaut – aber im Moment fühlt es sich so an, als wäre man nur der eingewachsene Zeh. Und so ist das auch mit Lebensproblemen. Manchmal reicht ein klitzekleines Problem, und man kommt nicht davon los. Das ist eine wundersame Erkenntnis. Umgekehrt aber auch: Manchmal hat man ein Riesenproblem und freut sich erst einmal des Lebens. Als Marc 27 Stunden abgängig war, wie es im Polizeijargon hieß, warteten wir bange und sorgenreich. Als er dann schließlich von der Polizei heimgefahren wurde (er bekam im Auto auch eine Capri-Sonne, das weiß ich noch. Aber eine mit Strohhalm), tanzten wir um halb elf Uhr nachts trotz Corona-Lockdown auf der Straße. 20 Nachbarn, die Familie, der Hund, alle. Selbst die Polizei feierte einen Augenblick länger als nötig mit, als wollte sie auch aufsaugen, was wir ausdrückten: Ja, die Weglauftendenzen werden jetzt zunehmen, ja, das Aufpassen wird schwieriger, unerträglicher, anspruchsvoller. Ja, die Kinder sorgen sich um ihren eigenen Vater statt umgekehrt, das ist nicht gut – aber jetzt, jetzt ist noch kurz der Augenblick, um tanzen zu können. Holt jemand noch das Bier aus der Küche? »Nehmen Sie ruhig die Masken ab, wie soll man denn sonst trinken?«, war die schönste Polizeianweisung meines Lebens. Ein *carpe diem* der Hamburger Bereitschaftspolizei. Vielleicht ist das die Lehre aus den vielen Unwägbarkeiten, mit denen Polizeibeamte Schicht für Schicht zurechtkommen müssen, dass man unerwartete Freude teilen muss. Und vielleicht ist das viel eher der Sinn des Lebens als der sonst übliche – der moralische, Druck machende Sinn des Lebens, der so hoch hängt, dass keine an ihn rankommt. Den man mittels Kalendersprüchen überreicht bekommt, sobald man Alzheimer im Haus hat.

Der schlimmste Spruch kam von einer meiner Tanten, Pietistin aus Leidenschaft: »Frage bei Marcs Krankheit nie nach einem Warum, frage stets nach einem Wozu.« Aber auch das wohlmeinende Kurzgespräch über den Gartenzaun mit einer älteren Frau aus der Nachbarschaft, einen Monat später, war von einer ähnlichen Qualität: »Ja, alles hat seinen Sinn im Leben.«

Mein Kollege, mir zugewandt, kreativ, im Geschichtenschreiben erfahren, hingegen sagt: »Du musst in dein Buch unbedingt noch ein Kapitel einfügen, wie du im Beruf besser geworden bist. Du fragst schärfer. Unkonventioneller. Kommst auf den Punkt, kannst aber auch schnell vom Pferd absteigen, wenn es totgeritten ist … Ups, das wollte ich jetzt so nicht sagen. Aber du verstehst, was ich meine?«

Seit zehn Jahren berate ich junge Frauen nach der Babypause, ich suche ihnen an einem Tag einen neuen Job. Bei dieser Tätigkeit gehört das Hineinkriechen, Hineinfühlen, Denken wie sie quasi zur Grundausstattung. Wenn ich spätestens zur Mittagszeit nicht weiß, welche Witze sie gut finden und welche unerträglich, ob sie eher Trump oder Biden wählen würden, wäre ich schlecht in dem, was ich mache. Pelikan oder Geha, Apple oder PC, FC Bayern oder St. Pauli – solche Nebensächlichkeiten sagen etwas über die Haltung und die Wertewelt aus, aus der meine Kundinnen kommen.

Kennt man einen Menschen nicht präzise, kann man ihm nicht empfehlen, was zu ihm passt. Aber was hat das jetzt mit Alzheimer zu tun? Die Erfahrung, die man mit dieser Krankheit macht, ist doch kein Bootcamp für angehende Projektleiterinnen oder den gehobenen Mittelstand: Besser führen durch Sinn – buchen Sie noch heute unser Demenz-Camp. Umgehen Sie die Risiken eines Burnouts, indem Sie Ihre Resilienz trainieren, als wäre sie ein Muskel.

Wir Menschen lechzen nach Sinn, Gerechtigkeit und Erklärung. Wenn schon eine Krankheit in der Familie, dann muss sie doch wenigstens für irgendetwas gut sein. Die Kinder spuren in der Schule, Kleinigkeiten regen einen nicht mehr auf, wir alle halten zusammen wie Pech und Schwefel.

Und wenn dem nicht so wäre? Was wäre, wenn mich die vergangenen Jahre einfach gar nicht verändert hätten? Wäre ich dann besonders charakterfest oder besonders phlegmatisch? Wer würde das beurteilen dürfen? Wem würde eine valide Aussage darüber etwas nützen?

Seit meiner Kindheit habe ich eine Doris-Day-hafte Angst vor Mäusen, das ist auch mit Marcs Erkrankung nicht besser geworden. Nur habe ich jetzt keinen Gefährten mehr, der wortlos und leise lachend die Mausefalle aufstellt, wenn es irgendwo raschelt. Die Mausefallen stellen in unserem Haus jetzt die Kinder auf. Sie lachen nicht. Das würden sie nicht wagen. Sie wissen, dass man große Aufgaben wuppen kann und bei kleinen versagen. Auch dazu dient jede Maus, die ich wegschreie.

Ich schreie überhaupt viel herum. Wenn morgens nach halb acht das Haus verlassen wird. Wenn der Pflegedienst nicht kommt. Wenn das Gartentor offen steht und der Hund weglaufen kann. Wenn meine Kinder die Medikamente aus der Apotheke nicht abholen, obwohl sie sich seit Jahren um die Wochenration für ihren Vater kümmern. Wenn ich zum Elternabend muss. Wenn Marc im Haus raucht. Wenn meine Tochter mehr Fernsehen schaut, als ich es in einer anderen Welt erlauben würde. Wenn eine Kundin absagt. Wenn mein Lieblings-T-Shirt in der Wäsche ist. Wenn ich meinen Zeh stoße, weil wir so wenig Glühbirnen im Haus haben, dass es nachts dunkel ist. Wenn das Salz alle ist. Wenn mir jemand simst: Wie schaffst du das alles nur? Wenn der Sohn eine Vier mit nach Hause bringt und sagt: »Das ist doch kein Grund zu schreien.« Wenn ich Ende November erst 35 von 72 Adventskalendertütchen zusammenhabe. Wenn ich auch mal an mich denken soll. Wenn so viel Staub auf dem Schreibtisch liegt, dass ich beim Tippen niesen muss. Wenn ich geblitzt werde. Wenn die Kinder keinen Kürbis mögen. Wenn ich mir wünsche, dass alles ein Ende hat. Wenn ich mir wünsche, dass es bitte nie ein Ende hat, denn dann wäre Marc nicht da, sondern tot. Ich schreie lauter, als es nötig wäre. Es ist mir auch egal, ob es Sinn ergibt: Alzheimer betreuen ist schlimm, Alzheimer mit Sinn betreuen ist bescheuert. Es überfordert.

Ich denke an die Erziehungsgrundsätze meiner Kindheit, die heute dermaßen aus der Zeit gefallen sind, dass sie unfreiwillig komisch wirken. »Im Sitzen verliert die Arbeit ihren Charakter.« »Hilf dir selbst, so hilft dir Gott«, »Ärger kriegen nur Dienstmädchen«, »Angst ist ein schlechter Ratgeber«. Das waren moralische Leitplanken, die ich heute nie, nie, nie meinen Kindern beibringen würde. Ich finde, Angst ist sehr wohl ein sehr guter Ratgeber, 90 Prozent meiner Arbeitszeit sitze ich, und die Sache mit den Dienstmädchen – Schwamm drüber.

Diese Erziehungssätze sind in den sehr späten Nachkriegsjahren, den Sechziger- und Siebzigerjahren entstanden. Als man gelernt und erfahren hat, dass man einer Riesenschuld nur durch Fleiß und Verdrängung beikommt. Ich glaube, Selbstmitleidige wurden nach dem Zweiten Weltkrieg gepfählt, so wie »Kriegszitterer« nach dem Ersten Weltkrieg als charakterschwache Simulanten verfolgt wurden. Und das Bild der Trümmerfrauen entsprach auch nicht der heutigen bedürfnisorientierten Achtsamkeitslehre. Der Schutt musste weg, also mach! »Diese faschistoide Ideologie der Stärke oder der autoritären Charaktere blieb auch nach dem Ende des Zweiten Weltkrieges weit verbreitet«, schreibt die Journalistin Kirstin Breitenfellner in ihrem Buch *Wir Opfer.* »Erst in den 70er- bis 80er-Jahren setzte sich die Erkenntnis durch, dass Krieg und andere Extremsituationen traumatisierend wirken. Ohne diesen Mentalitätswechsel hätte sich die Vorstellung einer Volkskrankheit Depression nicht durchsetzen können.« Und so wurden wir erzogen von Eltern, die als Kinder den Krieg erlebt hatten und mit Durchhalteparolen, Leistungsbereitschaft und dem Verbot von Gefühlen aufgewachsen waren. Gefühle bauten die Bundesrepublik nicht auf. Und auch nicht die DDR.

Heute schlägt das Pendel in die entgegengesetzte Richtung aus: Die Gesellschaft ist durchpsychologisiert. *Vom Sinn der Angst*, *Die narzisstische Gesellschaft*, *Mythos Überforderung*, *Die Angst ist eine Kraft*, *Wir Opfer* sind willkürlich aus meinem Regal herausgegriffene Bücher, die zeigen, dass alles heute erlaubt ist, nur nicht »Gelobt sei, was hart macht«. Schwäche, Sensibilität, Traumata, Verletzungen gelten in bestimmten Kreisen auch als eine Art Distinktion, eine Aufwertung des eigenen Selbst, weil unterstellt wird, dass man nach diesen Kränkungen stärker, klüger, gereifter hervortritt. Und was, wenn nicht? Transformative Erfahrungen sind keine Charakterveredelung per se. Leider.

»Aber schreib doch mal auf, wie es bei dir gelaufen ist, das gibt doch vielen Leuten Trost.« Nein, tut es nicht. Das Einzige, was einträte, wäre eine stahlharte Antipathie der Autorin gegenüber. In all den Büchern über Alzheimer habe ich eines immer besonders ausgiebig gehasst: den Nimbus der tapferen Frau. Uschi Glas hat in den Achtzigerjahren in der Serie *Anna-Maria – Eine Frau geht ihren Weg* geradezu den Prototyp »die Tapfere« verkörpert. In Folge eins gesteht ihr Mann, der lebt da noch, rührend und hochzeitstagstauglich: »Mit dir habe ich erst angefangen zu leben«, sie erwidert:

»Der größte Teil, der mich ausmacht, bist du.« Und dann lässt er den Worten Taten folgen und kauft ein Collier für 50 000 Mark. »45 000 und ich nehme es gleich mit.« Aha. Ein guter Geschäftsmann ist er also auch noch.

Dann der schreckliche, nicht absehbare Unfall in der Kiesgrube, Mann tot, Frau Witwe. Und ganz am Ende der Folge die Erkenntnis: »Vielleicht ist doch hinter allem ein Sinn.«

Ich glaube nicht an die universelle Sinnhaftigkeit von Kiesgrubenunfällen. Aber ich glaube an die wachsenden Kräfte, die entstehen, weil man muss. Das Leben fragt nicht nach Gerechtigkeit und auch nicht nach Sinnhaftigkeit. O Gott, habe ich diesen Kitsch gerade wirklich geschrieben?

Viktor Frankl, dem nach einer langen KZ-Inhaftierung keiner mehr sagen musste, was der Sinn des Lebens ist, beschrieb das Dilemma moderner Menschen, ohne sich deshalb über sie zu erheben. (Er war einer der radikalsten Befürworter der Problem-Ernstnehm-Taktik. Jede Wette, auch den eingewachsenen Fußnagel hätte er ernst genommen.)

»Im Gegensatz zum Tier sagen dem Menschen keine Instinkte, was er muss, und im Gegensatz zum Menschen von gestern sagen dem Menschen von heute keine Traditionen mehr, was er soll. Nun, weder wissend, was er muss, noch wissend, was er soll, scheint er nicht mehr recht zu wissen, was er will. So will er denn nur das, was die anderen tun – Konformismus! Oder aber er tut nur das, was die anderen wollen – von ihm wollen – Totalitarismus.«

Schöner bringt keiner das Dilemma moderner Aufklärung auf den Punkt. Es gibt eine Unfreiheit in der Freiheit und ein Problem in der Problemlosigkeit. Deswegen tun mir alle Kundinnen mit Problemen gleichermaßen leid. Sorgen kann man nicht messen, sie wiegen alle gleich viel.

Zurückgeblieben

Die Pflegeberaterin hat einen Marienkäfer auf dem Unterarm tätowiert, der über ein Rosenblatt krabbelt. Der arme Käfer. Man sieht ihm an, dass er die durchschnittliche Lebenserwartung von Marienkäfern schon um etliche Jahrzehnte überschritten hat. Neben dem Rosenblatt schlängelt sich eine blaue Vene – die, nach der Marc immer tastete, wenn er eine Vene zum Punktieren suchte. *Vena cephalica*. Vielleicht heißt sie auch ganz anders. Der Nephrologe neben mir kann mich nicht mehr auslachen und sagen: »Das ist Blödsinn, was du da schreibst. Die *Vena cephalica* ist am Kopf.« Die Vene jedenfalls schlängelt sich wie ein Fluss um das Rosenblatt, auf dem der vergilbte Käfer krabbelt.

»Ihr Mann braucht ja künftig besondere Unterstützung, nicht wahr, Herr … ähhh …« Sie schaut in ihre Unterlagen und findet Marcs Nachnamen nicht. Irgendwo hinten hat sie abgespeichert, dass wir nicht denselben haben, jetzt will sie *den Patienten in das Gespräch einbeziehen* und raschelt mit den Papieren. Der Einbezogene fühlt sich ausgeschlossen und steht auf. »Marc, wie heißen Marienkäfer auf Schlau?«, hole ich ihn zurück. »Coccinellidae.« Coccinellidae kriegt er noch hin, seinen Nachnamen nicht mehr. Oder er will die Dame vor uns einfach ein wenig leiden lassen? Auch das schließe ich nicht aus. Wer sagt denn, dass Alzheimer-Kranke immer eine Leerstelle im Hirn haben, wenn sie schweigen? Kann es nicht der letzte leise Triumph sein, dass sie uns »Gesunde« auch mal straucheln sehen? Ich kenne meinen Mann und seinen mitunter fiesen Humor. Den frisst die Plaque nicht auf.

Der Marienkäfer hat aufgehört zu rascheln. »Ist ja auch egal, so ein Name, nicht? Also, Ihr Mann braucht ja künftig besondere Unterstützung, Frau Seyfert, er ist ja ein bisschen ... zurückgeblieben.«

Zurückgeblieben. Das Wort wird sofort von fossilem Harz ummantelt und zu Bernstein konserviert. Zurückgeblieben.

Ich schaue Marc an. Wer von uns beiden ist eigentlich der Zurückgebliebene? Bin nicht ich diejenige, die rufen müsste: »Warte, geh nicht so schnell fort!«? Und gehört so ein Wort in eine Pflegeberatung? Lernt man das in Pflegeberatungsfortbildungsseminaren? Alzheimer-Patienten haben ein besonders feines Empfinden für die Thermik in einem Raum, sagt man. Ich kann verstehen, warum Marc aufsteht und fortgeht. Hier sprechen Menschen nicht miteinander, sondern informieren sich nur über Konventionen. Warum sollte er sich mit diesem Humbug noch beschäftigen? Er ist uns da weit voraus, der Zurückgebliebene.

Die Literaturwissenschaftlerin Dr. Marie Gunreben erkennt in den heutigen Demenz-Metaphern die Tradition der literarischen Schizophreniebeschreibung. In ihrer Abhandlung *Am Rand der Erzählbarkeit. Demenz als narratives Krisenphänomen* schreibt sie: »Diente den Autoren um 1900 die Schizophrenie als symbolischer Ausdruck eines zeittypischen Gefühls von Spaltung und Entfremdung, so fungiert hier die Demenz als Metapher für die von Informationsflut und Vergessen, Desorientierung und Überforderung geprägte Befindlichkeit der Gegenwart.«

Was aber macht Alzheimer so bedrohlich? Es greift nicht das Immunsystem an, nicht die Knochenstruktur, es greift die menschliche Autonomie an, und damit kommt der postmoderne Mensch nicht gut klar. Können wir doch heute fast alles kontrollieren, was unser tägliches Leben betrifft. Wir können genau beziffern, wie viele Schritte wir pro Tag gehen, wie viele Kalorien wir zu uns nehmen, wie hoch unser Blutdruck nachts um drei ist, wie viele Giftstoffe in unseren Haarwurzeln stecken. Unsere Großeltern hätten sich gewundert und gedacht: »Versündigt ihr euch mit dieser Hybris nicht?« Wir können – vermeintlich – alles kontrollieren. Und in Wahrheit nichts. Das lehrte mich früher mein Mann, der Arzt. Ich glaubte ihm immer nur halb. Da musste er zu stärkeren Argumenten greifen und krank werden. Erst dann begriff ich: Wir haben es nicht in der Hand. Marc hatte einen geistig anspruchsvollen Beruf, war tagtäglich in Bewegung, hatte kein (großes) Übergewicht, war in einer Familie gut eingebunden, hatte keine genetische Disposition, nahm keine Drogen, führte ein überregelmäßiges Leben. Und erkrankte. So einfach ist das. So schwer. Alzheimer lehrt Demut, und die ist heute rar. Dabei werden wir als Gesellschaft immer älter und kulturell orientierungsloser. Wenn ich mir heute Bilder anschaue, weiß ich nicht, welches echt ist und welches ein KI-generierter Fake. (Wenn sie sehr eindeutig sind, so wie der Papst im Daunenmantel, dann kann ich es mir intellektuell herleiten, aber prinzipiell bin ich der KI visuell unterlegen. Und in fünf Jahren sowieso.) Die Frage, »Ist das jetzt KI oder echt?«, gleicht der Frage: »Was ist das Braune in meiner Tasse? Sie nennen es Kaffee. Aber was *ist* Kaffee?« Es ist eine schluchttiefe Orientierungslosigkeit. Macht uns Alzheimer deswegen so viel Angst? Weil es nur zu deutlich zeigt, wie wir uns in Wahrheit oft genug fühlen? Zurückgeblieben?

Die Trennung von Vernunft und Wahnsinn ist heute besonders *erbärmlich*. Weil immer mehr tröstende Pfeiler wegbrechen. Kein Glaube, zumindest keiner mehr, der das eigene Leben entgegen individueller Entscheidungen regelt. Wer heiratet und bekommt Kinder, *nur* weil er *glaubt*, ohne Kinder keinen Platz im Himmel zu finden? Wer findet Sinn darin, sich einer höheren Macht unterzuordnen, wenn er den *Sinn der Ordnung* nicht versteht? Wir vereinzeln, und das im Kollektiv. Alzheimer ist aber eine Krankheit, die beides grausam zusammenbringt: Vernunft und Wahnsinn. Wenn Marc im Regen sitzt und schnitzt, ist das unvernünftig. Wenn er eine Tätigkeit findet (das Schnitzen), die ihn vom Grübeln ablenkt, ist das vernünftig. Wenn Marc ein Auto lenken will, so ist das unvernünftig. Wenn er mit jeder Faser seines Seins versucht, seine Autonomie zu erhalten, ist das lebendig, vernünftig. Wenn er mit unserem Hund zehnmal um eine Verkehrsinsel spaziert, dann ist das unvernünftig (so sieht es zumindest der Hund). Wenn er das tut, weil er den Weg um die Verkehrsinsel kennt und sich deswegen sicher ist, sich nicht zu verlaufen, ist das vernünftig. Wer ist jetzt der Zurückgebliebene? Der, der zehnmal um eine Ampel rennt, oder die, die nicht verstehen, dass es mehrere Arten von Vernunft gibt?

Selbst der Deutsche Ethikrat, nicht unbedingt das Zentralorgan für romantische Begriffserweiterungen, hat dies verstanden und formuliert entsprechend in einer Stellungnahme von 2012: »Und dass es draußen eigentlich zu kalt für einen Spaziergang im Garten ist, darf allein noch nicht zur Ablehnung dieses Wunsches führen.«

»Schlägt Ihre Frau Sie hin und wieder?« Der Pflegeberatungskäfer muss noch einige Fragen loswerden und abhaken. Mein Mann antwortet erwartungsgemäß, aber wenig hilfreich: »Nicht mehr als nötig.« Er kann diese Lakonie fast bis zum Schluss. Die Frau schaut mich an. Ich muss die liebevolle, spontan-lustige Ehefrau mimen, die einen ganz speziellen Humor mit ihrem Partner pflegt. Soll ich auflachen, gespielt empört gucken, den Mitleidblickwechselmodus einschalten? Oder überfordert schweigen? Was hilft am besten? Die Kinder sind schon aus der Schule gekommen und rumoren in der Küche herum. Ich rufe mein Mädchen, sie sieht niedlich aus, das hilft. »Habe ich Papa schon mal geschlagen?« Sie schaut ehrlich erstaunt. Sie ist vieles gewohnt: dass Hausschuhe auf einmal im Kühlschrank stehen, dass man nachts um drei duschen kann, dass man Butter in den Kaffee rührt. »Wieso solltest du Papa hauen? Du kommst doch gar nicht bis zu ihm rauf?« Hinter »häusliche Gewalt vermutet« kommt kein Haken. Und ich versuche mir eine Angehörige vorzustellen, die sich in so einer Situation Tee nachschenkt und sagt: »Ja, stimmt, jetzt, wo Sie fragen: Ich schlage. Und das auch ausgesprochen gern und oft.« So eine Frageverlogenheit. So eine Antwortverlogenheit. Einsamkeit entsteht auch durch das Tabu, nicht wahrhaftig reden zu dürfen. Alzheimer-Kranke hingegen haben bis zum Schweigeende ihres Lebens genau diese Freiheit und wirken damit bedrohlich auf uns Gesunde, die sich nicht trauen, zu sagen, was ist. »Sagen, was ist« steht im Foyer des SPIEGEL-Verlages in großen Lettern an der Wand. Ich habe es oft gelesen. *Begriffen* habe ich es durch Marcs Erkrankung.

Wir sind eine alternde Gesellschaft – erklärt das das große Interesse an dieser Krankheit? Warum ist Alzheimer, ist Demenz medial *eine Geschichte*? *Honig im Kopf*, *Still Alice*, *Father* sind Blockbuster-ähnliche Filme geworden. *Der alte König in seinem Exil* von Arno Geiger, *Demenz* (Tilman Jens), *Alzheimer und Ich* (Richard Taylor) sind deutlich häufiger verkauft worden, als es die Zahl der Erkrankten in Deutschland vermuten ließe. Rudi Assauer, Gunter Sachs, Sean Connery – ist es Zufall, dass fast nur prominente Männer mit der Erkrankung genannt werden? Frauen erkranken im Schnitt häufiger als Männer. Gibt es für sie keine Fürsprecher? Ist der Bruch zwischen öffentlichem Funktionieren und Erkrankung bei Männern raumgreifender, erschreckender als bei Frauen? Ruppiger Fußball-Manager, Super-Playboy und James Bond sind Archetypen von Männlichkeit. Dass es vom Zeitgeist überholte Rollenvorbilder sind, macht es als Thema vielleicht sogar noch anziehender.

Jedes Jahrzehnt hat seine kulturelle Epochenkrankheit. Im frühen 20. Jahrhundert war es die durchgeistigte, hoch ästhetisierte Tuberkulose, wie sie Thomas Mann im *Zauberberg* beschrieben hat. In den Siebzigern kam Krebs als Thema auf und – fast noch schlimmer – die »Krebspersönlichkeit«. Schon der Arzt Galen (2. Jahrhundert n. Chr.) meinte beobachtet zu haben, dass »melancholische Frauen« eher Brustkrebs bekämen als »sanguinische«. Auch heute noch glauben nicht wenige, wer zu viel in sich hineinfräße, würde eine somatische Konsequenz in Form von Metastasen davontragen. Erst Susan Sontag räumte in ihrem Buch *Krankheit als Metapher* mit dieser intellektuell kurzsichtigen Verkitschung und Moralisierung von Krankheiten auf. »Dass man aufhört, Krankheit als Strafe zu betrachten, die dem objektiven moralischen Charakter entspricht, und sie zum Ausdruck des eigenen Wesens macht, mag weniger moralisch erscheinen. Dieser Standpunkt stellt sich jedoch als ebenso oder noch stärker ... strafend heraus. Bei den modernen Krankheiten wird die romantische Vorstellung, dass die Krankheit den Charakter ausdrückt, unweigerlich zu der Behauptung erweitert, der Charakter verursache die Krankheit, weil er sich nicht ausgedrückt hat.«

Die erste literarische Auseinandersetzung mit der Krankheit Alzheimer, die breit rezipiert wurde, war das Buch *Hirngespinste* des niederländischen Autors J. Bernlef (1984, deutsch 1988). Zu diesem Zeitpunkt war die Krankheit schon seit mehr als 80 Jahren bekannt. Warum aber heute so ein Alzheimer-Boom? Der Schriftsteller Arno Geiger nennt sie »Krankheit des Jahrhunderts«. Liegt es auch an gruseligen Zuschreibungen wie denen des US-Philosophen Jeff McMahan, der Erkrankte als »Post-Personen« bezeichnet, oder »ehemalige Personen« (so nennt sie der Utilitarist Peter Singer)?

Ist die Krankheit deswegen so omnipräsent, weil sie die Grundfrage menschlicher Existenz stellt: Wann ist ein Mensch ein Mensch, was macht ihn zu diesem? Das Gedächtnis allein? Das wäre kümmerlich wenig. Ist es die Selbstbestimmungsmöglichkeit?

»Um von einem selbstbestimmten Leben sprechen zu können, muss eine Person über mehrere Handlungsmöglichkeiten (›Anders können‹) verfügen, unter denen sie aufgrund von Überlegungen (›Gründe haben‹) wählen kann«, schreibt der Deutsche Ethikrat. »Ferner erfordert Selbstbestimmung ihrem vollen Begriff nach das Bewusstsein der eigenen Urheberschaft (›Ich bin es‹), das die Zurechenbarkeit einer gewählten Handlungsweise begründet.« Und dann räumt er gründlich mit dem Personenbegriff auf, den wir seit der Aufklärung haben: »Wird der Mensch mit seiner geistigen Leistung gleichgesetzt, erscheint Demenz als Zerstörung dieses Menschen. Wird er auch als empfindendes, soziales, emotionales Wesen verstanden, kann sich der Blick leichter auf dessen noch vorhandene Fähigkeiten richten.«

Der amerikanische Psychologieprofessor Richard Taylor, der über seine vermutete Erkrankung das Buch *Alzheimer und Ich* geschrieben hat, formuliert es kürzer: »Ich will so behandelt werden, als ob ich das gleiche Potenzial besitze wie du, nur dass es eben schwieriger für mich ist, es umzusetzen.« Wenn wir diese Definition zugrunde legen, dann begleiten wir nicht die Zurückgebliebenen, sondern werden uns klar darüber, dass diese Krankheit eine weitere Dimension des Menschseins enthüllt. Diese Scheiß-Krankheit.

Wir haben genug

Der Hochmut gilt seit jeher als erhabenste aller Todsünden. Dabei ist Stolz eine universale Charaktereigenschaft, die weltweit und zu allen Zeiten gleich interpretiert wird: Wer erhobenen Hauptes und mit aufgedrehten Handinnenflächen (= waffenlos) dasteht, wird als »stolz« wahrgenommen. Interessanterweise beherrschen auch von Geburt an Blinde diesen Körperausdruck, es gibt also einen *natürlichen* Hang zum körperlichen Hochmut – und einen kulturellen: Über 80 Prozent aller Amerikaner finden es grundsätzlich angemessen, Stolz auszudrücken – Chinesen stimmen dieser Haltung nur zu neun Prozent zu. Der Stolze, der Hochmütige, so ordnet es die religiöse Kulturgeschichte ein, will sich nicht dem Willen Gottes beugen, ergo wurde der Todsünde als Wochentag der Sonntag zugeordnet, da der stolze Mensch sich angeblich nicht der Sonntagsliturgie Gottes unterwerfen wollte. Ich finde das falsch. Ich finde, dem krankhaften Stolz sollte der Montag zugeordnet werden. Montags finden die meisten Elternabende statt. Früher bin ich mit Marc hingegangen. Heute gehe ich mit meinem Hochmut hin.

Ich halte seit Marcs Erkrankung die Fragen dort nicht mehr aus: Gibt es in der Kantine auch mal einen Veggie

Day? Wann wird denn die Religionsstunde nachgeholt? Gibt es noch andere Klassenfahrtziele als Amrum? Bei jeder dieser Fragen merke ich, dass ich mich der Elternabendliturgie nicht unterwerfen kann. Will. Werde. Ich muss morgen dem Medizinischen Dienst der Krankenkassen klarmachen, dass Marc höher eingestuft werden soll, weil wir das Geld brauchen. Ich muss beim Neurologen um ein neues Antidepressivum betteln und dabei so abgeklärt schauen, dass er bloß nicht auf den Verdacht kommt, ich würde die Bonbons selber lutschen. Ich muss dem Alltagshelfer erklären, dass Marcs Schimpftiraden nicht so gemeint sind, weil der junge Mann sonst in den Sack haut, was bedeuten würde, dass ich künftig vormittags nicht arbeiten kann, was heißt, dass ich kein Geld verdienen kann, woraus folgt, dass die Pflegegradeinschätzung noch wichtiger wird ... *Und die kommen mit Amrum!*

Über den eigenen Hochmut zu schreiben, ist entweder nicht besonders erquicklich oder eine besonders perfide Art von demselben. Aber ich glaube, Hochmut ist eine der unerwünschten, nicht thematisierten Nebenwirkungen, wenn man als Angehörige einen Alzheimer-Kranken pflegt und dabei nicht zugrunde gehen mag. Hochmut hat seinen Sinn. Er hält einen bei Laune. Und ist das natürliche Antidot zur Scham. Und damit werden Angehörige und Kranke ja ungefragt überkübelt.

Es gibt in der Psychologie den sogenannten Better-than-Average-Effekt. Menschen neigen dazu, warum auch immer, sich immer ein bisschen besser als den Durchschnitt zu bewerten. Das ist auch bei pflegenden Angehörigen nicht anders. Und die Freude am Bewältigen einer solchen Mammutaufgabe ist mitunter geradezu stimulierend, obwohl man das ja so niemals sagen, gar schreiben darf. Ist aber so. Es gab in meinem Leben (bis jetzt) keine größere Aufgabe, als meine

Kinder, meinen Mann und mich durch diese Zeit zu bringen. Und wenn ich dann am frühen Abend in den Praxisräumen des Neurologen sitze, dann schaue ich vorne hinaus demütig und tapfer und denke hintenherum: Puh, was für eine entsetzliche Praxiskunst an den Wänden, was für eine schlimme Bestuhlung im Wartezimmer, was für eine banale Mediziner-Erschöpfung, die uns da entgegenflackert. Ja, ich fange wirklich an, die Anstrengung, die der Arzt in das solidarische Mittragen der Krankheit steckt, abzuwerten. Dass er an diesem Tag schon fünf andere Alzheimer-Patienten behandelt hat, sehe ich nicht. Dass er heute Nacht vielleicht zu einem Notfall gerufen wurde, kommt mir nicht in den Sinn. Dass die dauerhafte Konfrontation mit Versehrtheit und Endlichkeit sich über ihn legt wie Patina auf ein Bronzedach – schaffe ich nicht anzuerkennen. Soll ich mich darum auch noch kümmern?

Und so dringt der Hochmut in mich ein wie ein ungebetener Gast. Denn tatsächlich sind es ja zwei Dinge, die einen in dieser Zeit fertigmachen: Selbstmitleid und Hochmut. Ersteres erwartet die Umgebung geradezu und kann ihm mit einem hilflosen Streicheln des Unterarms oder dem noch hilfloseren Satz »Sag Bescheid, wenn ich etwas für dich tun kann« begegnen. Doch Hochmut ist so kontaktfeindlich und effizient, dass man bald ganz allein dasitzt, wenn man nicht aufpasst. Ich schreibe es nicht gern auf, aber ich fühle mich an manchen Tagen privilegiert, diese Tsunami-Aufgabe bewältigt zu haben. Ich habe meinen Mann begleitet, in die Diagnose, durch die Krankheit. Diese Aufgabe macht hochmütig. Wir Angehörigen fühlen uns anderen Menschen mit ihren Minderproblemen, mit ihrer Minderleistungsfähigkeit, mit ihrer Rührseligkeit manchmal überlegen. Dann sagen wir lapidare und zynische Sätze wie »Ja, das sind echte

Probleme, die *du* hast ...«, »Ich habe jetzt wirklich andere Sorgen ...«, »Du, dafür ist mir meine Zeit jetzt wirklich zu schade ...«. Unser Hochmut sucht sich ein Ventil, indem wir andere beschämen. Als stille Rache dafür, dass wir so oft mit Mitleid und Bevormundung zugekleistert werden. Wir laden uns in Stuhlkreisen auf, indem wir Mitleids-Monopoly spielen: Wer leidet in der Schlossallee, wer schafft es nur bis zum Nordbahnhof? Ja, Hochmut hält einen bei Laune.

Manchmal frage ich mich, ob auch die Kranken selbst so etwas empfinden wie Hochmut? Fühlen sie sich uns, den Getriebenen, den im Alltäglichen Verhafteten manchmal überlegen? Ich muss Marc wie ein Duracell-Häschen vorkommen zwischen all den Aufgaben, zwischen all den Notwendigkeiten. Wenn die eigene Ehefrau einmal pro Woche mit dir zum Bankautomaten geht und dir dein Geld zuteilt – ist das nicht auch ein Moment beispielloser Verkehrung von Lebensprioritäten? Wer hat in diesem Moment die Stärke: die Geldzuweisende oder der, für den Geld nicht mehr wichtig ist?

Wenn ich mit Marc allein bin, habe ich nie das Gefühl der Überlegenheit oder des Hochmutes. Weil er ein Land bereist, das ich noch nicht betreten habe. Weil er ein Kundiger ist, der beides kennt: den Ort der Sprache und das Land der Sprachlosigkeit.

Im Januar 2022, fünf Jahre nach der Diagnose, lag er mit mir in seinem Zimmer auf seinem Bett. Wir hatten keinen Termin, keine Aufgabe, kein Gespräch, das ging schon gar nicht mehr. Auf einmal kam der Hund ins Zimmer, wedelte, ging wieder hinaus. Eine Stubenfliege setzte sich auf Marcs Bauch und flog wieder weg. Die Sonne schien. Marc schaute zur Decke und sagte: »Wir haben genug.« Ich bin aufgestanden und habe mit rotem Edding den Satz auf die nackte Wand gemalt. Später haben wir ihn beide unterschrieben, mit Datum. Mir bedeutet dieses Bekenntnis zur Genügsamkeit viel.

Erst später fiel mir auf, dass man diesen Satz auch mehrdeutig lesen kann. Man kann ihn aus einer Perspektive des Reichtums lesen: Wir haben uns, wir haben alles, was wir brauchen, wir haben den Augenblick, wir haben genug. Das ist das Lebenszugewandte an diesem Satz.

Man kann ihn aber auch anders verstehen: nämlich als einen Zustand der Übersättigung. Es reicht, wir haben genug. Als Mahnung: nicht alles Menschenmögliche als Menschenbeglückendes zu betrachten. Als Mediziner war Marc zutiefst überzeugt: *Some patients are mortal.* So steht es in seinem Lieblingsbuch *House of God* und bezeichnet, unterhaltsam und zynisch, das Grundgebot, an das sich Ärzte immer halten sollten: wissen, wann es gut ist. Sterben ist nicht das Schlimmste auf der Welt. Und auf keinen Fall ein Versagen per se. Mehr als einmal habe ich erlebt, wie er Krankenwagenfahrern, die seine Patienten von der Dialyse ins Heim transportierten, deutlich und mit westfälischer Klarheit einbläute: »Wenn auf der Fahrt zurück etwas passiert, dann möchte ich, dass Sie nicht wieder hierherkommen. Haben Sie mich verstanden?« Übersetzt hieß das: Dieser Patient hat das Lebensende erreicht. Wenn Sie mit ihm zurückkommen, bin ich verpflichtet, ihm zu helfen, indem ich ihn daran hindere zu sterben. Dabei hat er längst »genug«, seine Zeit ist gekommen. Er hat es bald geschafft, wenn wir ihn nur lassen.

»Wir haben genug« kann also auch eine Mahnung von Marc an mich sein: Denke daran, dass du es nicht übertreibst mit der Liebe zu mir. Ich bin schon weiter, als du es dir in deiner Beschränktheit wünschst. Ich kenne beide Länder, lass mich ziehen.

Die Ambivalenz kennzeichnet oft die Sprache von Alzheimer-Kranken: Sie versuchen mit einer Kompensationsrhetorik Alltagsgegenstände und Situationen zu umschreiben. Es gibt sogar Wörterbücher »Dementisch – Deutsch«, die übersetzen, dass ein »Brüllstock« ein Mikrofon ist und ein »elektrischer Anlüger« ein Fernseher.

Ich glaube, dass die Kompensation weit mehr ist als nur ein linguistischer Versuch, Hirnlücken zu versprachlichen. Ich glaube, dass Kranke uns etwas zurufen aus einem Land, zu dem uns Gesunden der Zutritt verwehrt ist. »Man lasse dem Kranken sein Geheimnis«, schreibt der jüdische Schriftsteller Friedrich Weinreb 1974. »Man trete dem Kranken ehrfurchtsvoll entgegen. Denn er trägt das Geheimnis des Urbeginns.«

Und wer sagt, dass dieses *erlebte* Geheimnis nicht hochmütig macht? Nur weil Kranke bedürftig *aussehen*, heißt es noch lange nicht, dass sie auch bedürftig *sind*. Ich finde, zu der oft zitierten Würde, die man Kranken nicht nehmen sollte, gehört auch, dass man ihnen das Recht auf Hochmut nicht verwehren darf. »Wir haben genug«, sagt man selten als Gesunder. Weil immer noch mehr geht. Weil *superbia* längst Einzug erhalten hat in unserer multimedialen Instagram-Welt. Wenn wir stets nur die schönsten Seiten unseres Sushi-Lebens fotografieren, dann präsentieren wir uns voller Hochmut, ohne es zu merken. Wer traut sich schon, einen Insta-Account mit den Scheitern-Geschichten seines Lebens zu füllen? Wer antwortet im Bewerbungsgespräch auf die Frage nach der größten Schwäche ehrlich? Wer redet schon gern über eigene Versagensängste – es ist leichter, Schulausflugsziele infrage zu stellen als sich selbst. »Wir haben genug« am Lebensende sagen zu können, ist die schönste und friedlichste Art des Hochmutes. Des »hohen Mutes«, wie man früher das Gefälle zwischen Klerus und Adel und dem gemeinen Volk beschrieb. Marc ist durch seine Krankheit geadelt worden, wir bleiben das tumbe Volk, das rödelt, Geld vermehrt und Probleme wegschafft, ohne sich zu vergegenwärtigen, dass morgen andere Probleme da sein werden, neue Herausforderungen, neue Ablenkung, neue Gier.

In der Bibel ist die archetypische Geschichte des Hochmutes die des Turmbaus zu Babel. Ausgerechnet Sprachlosigkeit als Heilmittel gegen den Hochmut. Aus lauter Gottvergessenheit wollten die Menschen einen Turm so hoch wie den Himmel bauen. Gott ließ das nicht zu und »verwirrte ihnen die Sprache«. Auf dass sie sich nicht verstünden und zur alten Demut zurückkehrten. Die Wörter verloren ihre Eindeutigkeit. Vielleicht waren unter den Vorarbeitern aber auch nur ein paar Alzheimer-Kranke. Vielleicht ist die biblische Sprachverwirrung nur eine Metapher für Demenz. Vielleicht ist es das, was man durch Alzheimer lernen kann: Demut.

(Postskriptum: Den Satz »Wir haben genug« habe ich nicht überstreichen lassen, als wir neulich Marcs Zimmer neu eingerichtet haben. Er steht noch immer dort, zusammen mit dem Datum, an dem er ihn sagte: 7.1.2022.)

Jetzt ist er im Heim. Und das Haus ist leer, obwohl es voller Möbel steht

Ich habe während der vergangenen fünf Jahre, die mein Mann nun an Morbus Alzheimer leidet, viel geschafft. Ich habe den Haushalt, drei Kinder plus Hund gewuppt, gut 250 Arztfahrten begleitet und 4500 korrekte Tabletteneinnahmen überwacht. Und ich habe meine Fähigkeiten im ganzheitlichen Lügen perfektioniert. Wann immer in den letzten Monaten Ärzte, Neurologen, Psychiater, Hausärzte fragten: »... und die Anfragen an die Heime laufen? Das klappt?«, habe ich energisch genickt, strikt geradeaus geschaut und dreist gelogen: »Jaja, das ist auf dem Weg.«

Ich log. Weil ich es nicht geschafft habe. Ich konnte meinen Mann nicht wegräumen wie ein Möbelstück, das irgendwie nicht mehr zu einem passt. Abtransportiert, aus dem Haus, das er mit seiner Hände Arbeit für uns verdient hatte. Das Haus, das das Zuhause von drei Kindern ist und regelmäßige Begegnungsstätte.

»Jaja, das mit dem Heim ist auf dem Weg.«

Komisch, da saß ich mit lauter Fachleuten, Experten und Erfahrenen zusammen, und keiner merkte, wie sich im Gespräch mit mir die Balken bogen. Im Gegenteil. Es passte ja gut zu all dem anderen, das ich »so gut« schaffte.

Mit den Jahren fragten aber nicht nur die Ärzte, sondern auch zunehmend die Freunde genauer nach. Die Tiefe meiner Augenringe gab ihnen die Erlaubnis, es zu tun. »Wann ist denn für dich ein guter Zeitpunkt, dass er geht?« Die meisten verbesserten sich schnell, wenn sie mich bei dieser Frage anschauten: »... ein hinnehmbarer Zeitpunkt?«

Ja – wann ist es ein hinnehmbarer Zeitpunkt, dass man sich von seinem Partner trennt, den man liebt und von dem man weiß, dass er auf dem Weg in die existenzielle Einsamkeit ist?

Mein Mann, einst Arzt und heute immer noch ein geerdeter Westfale, hat es früh schriftlich festgelegt: »wenn ich meinen Kindern nicht mehr guttue.« Noch heute sehe ich es als feinen Liebesbeweis, dass er nur seine Kinder und nicht mich nannte bei dem Kriterium für Überforderung. Er hat mir immer mehr zugetraut als ich mir selbst. Das gibt mir mehr Glauben in meine Kraft, als wenn er früh und bevormundend gesagt hätte: »wenn es meiner Frau zu viel wird.«

Aber wann wird es Kindern zu viel? Wenn sie in der Schule schlecht werden? (Ist nicht der Fall, die drei haben die Gene ihres Vaters geerbt.) Wenn sie anfangen zu kiffen – nein, zu rauchen – nein, magersüchtig zu werden? Wenn ich die Geschwindigkeit sehe, mit der sich unser Kühlschrank leert: neinneinnein. Kann es Kindern auch ohne Symptome eines Tages zu viel werden mit einem final kranken Vater?

»Mama, das Schlimme ist nicht Papas Krankheit, das Schlimme ist, dass du uns vor-sorg-lich zu einem Kindertherapeuten schleppst, damit wir lernen, über unsere Gefühle zu reden«, schimpfte der Große und machte dabei einen spitzen Mund, als würde er gleichzeitig über Gefühle reden und flöten. »Was hilft dir denn mehr?«, fragte ich. »Weiß nicht. Fußball. Schule. Nicht reden jedenfalls.«

Von da an waren die Therapeutengespräche gestrichen.

Abends telefonierte ich mit einem alten Freund. Er haute in dieselbe Kerbe wie mein Sohn, aber mit einem anderen Werkzeug. »Ich weiß nicht, wie Marc derzeit denkt, aber wenn er noch ein bisschen so tickt wie früher, dann sind wir uns nicht unähnlich. Und ich würde nicht wollen, dass du mich so meinen Kindern präsentierst. Du würdest mich ja vorführen.«

Es brauchte einen Augenblick, bis die Wucht dieser Provokation mich erreichte. Bis dahin sprach er ruhig weiter. »Schau mal, dein Mann war früher stark, unabhängig und sorgend. Im Beruf und privat. Jetzt ist er ein Haufen Bemutterung, Fürsorge und vollzogene Barmherzigkeit. Das Letzte, was ich als Mann in einer solchen Situation wollte, ist Bemutterung und Barmherzigkeit.«

Wenn es so ist, wie mein Freund als Pflegehypothese aufstellte, dann ist es ja so: Wir Frauen pflegen aufopferungsvoll unsere Männer, die aber in Wirklichkeit lieber allein gelassen werden wollen. Die Männer geben uns Frauen eher ins Heim, obwohl wir uns nach Nähe sehnen. Mehr als zwei Drittel aller Bewohner eines Pflegeheims sind Frauen.[5] Die Männer werden von den meist jüngeren, fitteren Partnerinnen gepflegt.

Die Folge: Aufopferung und Pragmatismus – je nach Geschlecht. Und man kann vorher nie sagen, was nachher die bessere Lösung war. Wenn es die Frau bis zur Erschöpfungsdepression ausgehalten hat, ist es genauso zerstörend wie das scheinbar kalte Delegieren, mit dem sich Männer oft, aber nicht immer, Pflegeunterstützung zukaufen. Diese Überlegungen zog ich nachts an wie einen Pyjama, und morgens, wenn ich aufstand, blieben sie an mir kleben wie Nachtschweiß. Meinen Mann konnte ich da schon längst nicht mehr nach seiner Einschätzung fragen, und außerdem: Wer fragt schon seinen Partner, »du, Schatz, wann meinst du denn, dass es ein guter Zeitpunkt wäre, dich von hier fortzutreiben?«?

»Jaja, mit dem Heim, das läuft. Wir stehen auf Wartelisten.«

Neulich fragte mich ein Kollege, den ich gern Freund nennen würde: »Kennst du eigentlich das Haufen-Paradoxon? Es wird zurückgeführt auf den griechischen Philosophen Eubulides.« »Nein«, sagte ich, »lediglich der Haufen kommt in meiner Lebenswelt tagtäglich vor.« Ein Haufen Buntwäsche. Ein Haufen Geschirr. Ein Haufen Geldsorgen.

»Ja, nimm mal die Dreckwäsche«, erklärte der Kollegenfreund. »Ab wie viel Dreckwäsche ist es ein Haufen Dreckwäsche? Sicher noch nicht mit einem T-Shirt. Mit zwei oder drei T-Shirts auch noch nicht. Aber irgendwann hat man so viel Wäsche zusammen, dass es ein Haufen Dreckwäsche ist. Und jetzt zurück zu deinen Sorgen, ab wann du deinen Mann in eine Fremdunterbringung gibst. Ab wie vielen Sorgen hast du das Recht, zu sagen, jetzt ist der Zeitpunkt da, an dem ich nicht mehr kann? Nach einer Sorge? Sicher nicht, nach zweien auch noch nicht. Aber wie viele sind es dann?«

Dieses philosophische Bild, das bereits vor über 2000 Jahren die Menschen beschäftigt hat, zumindest den Philosophen Eubulides, schob sich jetzt nachts kontinuierlich zwischen mich und meine Sorgengedanken.

Ich bin doch nicht so stark, wie es mein Mann gern von mir hätte. Aber ich bin vorausschauend: Ich darf meinen, unseren Tank nicht leer fahren, es muss noch ein Reserverest an Energie übrig bleiben, damit wir weiterleben können. Das sind wir meinem Mann, der sein Leben dem Heilen gewidmet hatte und der jetzt unheilbar ist, schuldig.

Meinem Mann hätte die Geschichte von Eubulides gefallen. Weil sie infrage stellt, ob man sich verausgaben sollte, weil sie mir die Unvermeidlichkeit von schlechten Entscheidungen zugesteht.

Es gibt für manche Dinge keinen richtigen Zeitpunkt. Wir sind beide gleich hilflos. Er in seiner Krankheit, ich mit einer Entscheidung, die ihm nach deutschem Gesetz das Höchste nimmt, was er hat: seine Freiheit. Auf eine bizarre Art und Weise schweißt uns die Krankheit zusammen. Er ist pflegebedürftig, ich bin ansprachebedürftig. Er braucht Hilfe im Alltag, ich auch.

Als wir beide zusammen weinten, als ich ihm das erste Mal die Zähne putzte, wusste ich, dass er nicht nur um sich weinte. Er weinte auch um meine Kraft, die es möglich machte, dass es mir nicht zu viel wurde, obwohl es zu viel war. Ich saß trotzdem da, schmierte meinem Mann die Morgenbrote, weil er es längst nicht mehr konnte, suchte ihn nachts im Keller und versuchte ihn zu überreden, seine Schuhe nicht in unser Gemüsefach zu legen.

Und dann, vor Kurzem, war es so weit.

Ich bat meine Freundin, in Heimen anzurufen. Sie tat es schnell, effizient, mitleidend. Ein Liebesdienst, den ich still weinend annahm.

Drei Wochen später hatten wir einen Platz. Die Lügerei hatte ein Ende. Das gemeinsame Leben unter einem Dach auch.

Das Haus ist ohne Marc leer, obwohl es voller Möbel steht; es ist laut, obwohl keiner den Fernseher anmacht. Und es ist fremd, weil sein Segen fehlt. Abends raffe ich mich auf, den Kindern wenigstens noch ein schnelles Ei zu braten. Im Gemüsefach des Kühlschranks liegt ein Schuh.

Fünf Puddings

Meine Großeltern sind zu Hause gestorben, meine Eltern, meine Verwandten – ich war noch nie in meinem Leben in einem Heim. Und nun muss mein Mann in ein solches. Weil er in unser Haus pinkelt. Weil er in jedem Laden unseres Stadtteils schon einmal geklaut hat, ohne zu wissen, dass Dinge in einem Laden einem nur dann gehören, wenn man dafür Geld dalässt. Weil er nicht mehr weiß, was Geld ist. Weil er den Hund schlägt. Und manchmal auch unsere gemeinsamen Kinder. Weil er sich an einem Dosenöffner fast die Pulsadern aufgeschnitten hat, *oh, das zu lesen verstört Sie?* Ich höre sofort auf damit, ich bin es nach fünf Jahren einfach nur so gewohnt, offen darüber zu reden, weil ich sonst untergehen würde.

Mein Mann wusste, wie anstrengend Kranksein für Kranke und Gesunde ist, er war Arzt. Er hat ein Berufsleben lang versucht, Kranken so viel Mitgefühl zu geben, wie sie es brauchen, um gesund zu werden. Er hat versucht, unheilbar Kranken beizubringen, nicht zu verkümmern. »Das Aushalten einer Krankheit ist manchmal schlimmer als der Schmerz«, sagte er einmal.

Jetzt musste er seine Krankheit aushalten. Durch Alzheimer werden einem alle kognitiven Fähigkeiten genommen und fast alle sprachlichen. Das Hirn löst sich auf, und man reist in eine Welt existenzieller Einsamkeit.

Mein Mann hat sich mit einer kompromisslosen Alternativlosigkeit von uns verabschiedet, die mir nicht nur wie körperliche Gebrechlichkeit vorkam, sondern vielmehr wie eine Seelenstrategie, seine Lieben nicht zu lange leiden zu lassen, auf dass sie gesund bleiben. Er war ein letztes Mal Arzt. Ein Heiler.

Eines Tages war er so versehrt, dass er ins Heim *musste.* Und ich dachte, ich sterbe gleich mit. Ich musste seinen Koffer packen mit Hemden, die ich nie wieder waschen werde. Ich musste den Koffer ins Auto tragen, der erst wieder in unser Haus kommen wird, wenn mein Mann gestorben ist. Ich musste den Kofferraum schließen, so leise und sacht, dass es sich bloß nicht wie ein Schuss, ein Finale anhört. Ohne meine Nachbarin, die in der Zeit bei uns in der Küche saß und mit Marc seine Henkerszigaretten schmauchte, wäre ich durchgedreht.

Und dann erlebte ich die größte Ent-Täuschung meines Lebens. Mein Mann ging gern ins Heim. Lag es an den fünf Puddings, die sie ihm gleich zu Beginn hinstellten, weil es sich inzwischen herumgesprochen hatte, dass er auf Süßes steht? Lag es an der Thermik der Station, diesem windstillen Frohsinn? Lag es an der endlich erlaubten Sprachlosigkeit?

Hier lebten Leute, ohne mit Wörtern in einen Konkurrenzkampf zu treten; wer glücklich und wer traurig war, sah man auch so. Und mein Mann – war zufrieden. Was sicherlich auch am Personal lag. Wer Alzheimer-Kranke pflegt, muss vor allem instinktkompetent sein. *Ein* Pudding zur Begrüßung hätte Marc traurig gemacht, weil er so schnell aufgegessen wäre. Fünf Puddings hieß: Hier passiert dir nichts, hier geht es nach deinen Wünschen, auch wenn du sie nicht mehr äußern kannst.

Früher durften die Angehörigen in den ersten acht Wochen den Patienten nicht besuchen, früher hat man aber auch Babys nach der Uhr gestillt und nicht nach ihrem Hungerbedürfnis. Dass ich meinen Mann jederzeit besuchen kann, ist für mich die größte Entlastung, die ich mir vorstellen kann. Mehr als Johanniskraut, mehr als Schlafmittel, mehr als jede »Euch viel, viel Kraft«-Phrase. Ich komme nie mit schlechtem Gewissen auf die Station, sondern wenn ich Zeit habe. Ich komme nie im Stress. Das musste ich der Pflegedienstleitung beim Einzug versprechen, »das merkt Ihr Mann, und das ist für ihn schlecht auszuhalten. Vor allem dann, wenn Sie wieder gegangen sind.«

Apropos, wir würden jetzt gern gehen, meine Nachbarin und ich. Wie verabschiedet man sich von seinem Mann, Gefährten, Lebensmenschen, der im Heim zurückbleibt?

Gar nicht. Eine Schwester kommt aus dem Schwesternzimmer, sie riecht den Braten, wie gesagt, instinktsicher. »Marc, hast du Lust, mit mir eine Fluppe zu schmöken, draußen auf dem Balkon?« Zack, das war's. Das war das Abgeben in ein Heim. Das war der schlimmste Augenblick meines Lebens.

Meine treue Nachbarin und ich saßen völlig überflüssig schweißnass-matt im Auto und schauten uns ratlos an. »Das glaubt uns kein Mensch«, flüsterte Marianne, »besser, wir einigen uns auf eine Formulierung. Wenn uns die anderen fragen, wie es war, sagen wir jetzt immer ›frag nicht‹, dann sind wir aus der Nummer raus, weil sich keiner traut weiterzufragen.«

»Frag nicht« wurde zum Mantra der nächsten Wochen. Es half mir, nur dann zu antworten, wenn ich auch antworten wollte und konnte, verprellte aber alle dennoch Neugierigen oder Mitfühlenden oder neugierig Mitfühlenden nicht.

»Frag nicht« schützte mich aber auch davor, etwas zu erklären, was ich nicht erklären konnte: Mein Mann war zeitlebens schollentreu gewesen. Er liebte sein Zuhause, mich, seine Kinder, seinen Hund. Es hätte nichts gegeben, was ihn früher freiwillig in eine Ansammlung mit fremden Menschen gezogen hätte (außer, er hätte als Tarnung einen weißen Kittel angehabt). Und jetzt tanzt er tagtäglich auf einer geschlossenen Station (er *hasste* früher das Tanzen).

Mit der Zeit wurde mir klar: Wenn die Gesichter verschwinden und dazu die Erinnerungen, ist es nur noch wichtig, wie man im Augenblick zu den Kranken ist – und das kann jeder gleich gut, egal, ob der Kranke ihn (er)kennt oder nicht. Aber im Heim gibt es weniger Regeln als zu Hause. Ich wollte nicht, dass mein Mann bei unserer Tochter im Bett schläft, wenn er den Weg in sein Bett nicht mehr fand. *Regel.* Ich wollte nicht, dass er nackt zum Frühstück kommt, wenn wir Besuchskinder hatten. *Regel.* Ich wollte nicht, dass er zu viel am Nachmittag schläft, weil er (und in Folge ich) dann nachts herumirrte. *Regel.*

Hier im Heim ist das egal. Weil morgens ein anderer Dienst hat als nachmittags und abends. Weil es vollkommen sinnlos ist, Kranke aus fremden Betten herauszubitten, also lässt man sie dort. Weil es in erster Linie um die Thermik geht und nicht um die Pflege. Als ich eines Tages einen Pfleger auf eine Urinlache aufmerksam machte, nickte er, tanzte mit einer Kranken den Tanz zu Ende, und erst danach wischte er den Urin auf.

Normalerweise hätte *jeder! sofort!! als Allererstes!!!* die Pfütze beseitigt. Wenn meine Kinder früher brechen mussten, habe ich schon gefeudelt, als sie noch nicht mal fertig waren. Hier stinkt die Pfütze beleidigt vor sich hin, weil niemand sie beachtet.

Noch vor fünf Jahren hätte mich diese Beobachtung im Heim entsetzt. Jetzt nimmt sie mich ein. Nicht weil ich geruchsstumpfer geworden bin, sondern weil ich um die andere Welt weiß. In einer Welt aus existenzieller Heimatlosigkeit spielt Urin keine Rolle. Es ist Ammoniak. Mehr nicht. Keinem Kranken geht es besser, wenn immer direkt geputzt wird. Erst zu Ende tanzen.

In unserer Gesellschaft heißt es oft: Ein Kranker gehört nach Hause. Ich glaube, es gibt keinen richtigen Zeitpunkt für eine Heimunterbringung, aber einen leichten. Ein Heim kann eine Erlösung sein. Für beide Seiten. Und auch für das Umfeld, das nicht mehr mehrmals wöchentlich mit hilfloser Erbsensuppe vorsprechen muss: »Ich dachte, ich tue euch mal was Gutes ... Braucht ihr denn sonst noch Hilfe?«

Wie findet man diesen leichten Zeitpunkt?

Ich muss leider pathetisch werden, denn den leichten, richtigen Zeitpunkt erkennt man daran, dass einem eine innere Stimme »jetzt« zuwispert und damit alles übertönt, was noch so in einem rumort: Kann ich das wirklich machen? Wo wir es uns doch geschworen hatten, in guten wie in schlechten Zeiten? Sollte ich nicht noch warten, bis es noch schlimmer wird, bis ... ja, bis wann? Wie schwer soll das Leben noch für alle werden in diesem irren Glauben, zu Hause sei alles leichter? Sicherer? Unter Kontrolle?

Wenn ich jetzt meinen Mann im Heim besuche, ist er nur nebenberuflich Patient, hauptberuflich ist er Hahn im Korb. Wenn eine Frau sehr aufgeregt »Eins, zwei, drei« ruft, antwortet der alte Witzbold mit »vier, fünf, sechs«, und alle im Raum lachen. Pfleger, Angehörige, Mitpatienten. Ich habe viel über das Leben gelernt. Fünfmal Pudding, eine Urinpfütze, die warten kann, »vier, fünf, sechs«. Es geht meinem Mann gut. Was für eine tröstende Entlastung.

Würde und Kitsch

In Laufe des Lebens kleben sich Wörter an uns fest und lösen sich wieder, wenn der dazugehörige Lebensabschnitt vorüber ist. Als unsere Kinder klein waren, gehörte »Läuse« zum alltäglichen Sprachrepertoire. Nie zuvor und nie wieder nach der Kindergarten-Ära habe ich das Wort »Laus« in den Mund genommen. Wozu auch. Erwachsene, selbst wenn sie dicht gedrängt morgens in der U-Bahn stehen, haben keine Läuse. Ich habe den biografischen Wortverlust »Läuse« nie betrauert. Zehn Jahre nach der Kita wurde er ersetzt durch »TikTok« und »NPC« (*Non-Playable Character*, so nennen sich Jugendliche, wenn sie einander beschimpfen). Auch diese Wörter werde ich nach der Phase der Pubertät nie wieder verwenden. Von ähnlicher Qualität ist das Wort »Würde«, das uns während Marcs Krankheit anhaftete wie ein multiresistenter Krankenhauskeim. »Würde« wurde fast reflexhaft benutzt, und zwar immer in folgenden Zusammenhängen: Windel, Pflegedienst, gesetzlicher Vormund, Pflegeheim, Tod. Gern flankiert mit dem Halbsatz: »So möchte ich nie enden.«

Als ob Marc eines Tages ein Räucherkerzchen angezündet hätte und zu Asklepios, dem griechischen Gott der Heilkunst, gebetet hätte: »Lieber Heilgott, mach, dass ich eines Tages hilfsbedürftig, versehrt und orientierungslos werde. Ich verspreche auch, dass ich dir dann als Pfand meine Würde opfere.«

Würde ist das am häufigsten missbrauchte Wort, wenn es um Schwerkranke geht. Es ist der ultimative Kitsch und die ultimative Angst. Im modernen Sprachgebrauch unterscheidet man Würde (ein innerlicher Zustand moralischer Festigkeit) von Ehre (ein äußerer Zustand). Bei einer Jahrestagung der Universität Bielefeld hat man 2016 fünf verschiedene Erscheinungsformen von Würde katalogisiert. Der Verlust von Würde zeige sich

- im Erscheinungsbild, beispielsweise im gekrümmten Gang,
- im Kontrollverlust, zum Beispiel durch die Hilfsbedürftigkeit bei Toilettengängen,
- durch den Verlust von Unabhängigkeit,
- durch mangelnde geistige Klarheit
- und schließlich durch den Verlust innerer und äußerer Gelassenheit.

Ich bin sicher, Marc hätte alle fünf Punkte mit einem westfälischen Handgriff weggewischt. Als Nephrologe hatte er früher tagtäglich mit Dialysepatienten zu tun, auf die gleich alle fünf Punkte zutrafen. Dass sie ihm würdelos ausgeliefert wären, hat er stets verneint. »Weißt du, wer die Dialyse am besten verträgt?«, hat er mich mal gefragt, als wir jung verheiratet waren. »Die, die früher viel gereist sind, können heute die drei Blutwäschen in der Woche am besten akzeptieren.« »Und warum?«, fragte ich. »Die haben doch nachweislich am meisten Hummeln im Hintern, warum sollten sie den Zwangsstillstand besser tolerieren?« »Sie reisen *in-*

nerlich«, erklärte Marc. »Ich kenne keinen, der mir bei Visiten nichts von seinen Reisen erzählte.«

Das innerliche Reisen hat mich seither durch mein Leben begleitet, und Marc wird es auch geprägt haben. Als er krank wurde, als wir von der Gedächtnissprechstunde zur Liquordiagnostik zum Mini-Mental-Status-Test wanderten, als gäbe es dafür Pilgerstempel, trug er stets eine gewisse kollegiale Vergnügtheit zur Schau. Er wusste, was bei den Untersuchungen herauskommen würde. Er wusste um die umfassende Konsequenz. Und wahrscheinlich hatte er auch Angst. Dass es eine Zumutung für uns werden würde, dass ich mich überheben würde im Bemühen, alles zu schultern, dass seine Kinder, besonders seine jüngste Maus, *sein Mädchen*, vaterlos aufwachsen würden, dass er bald nicht mehr rauchen, angeln und Bier trinken könnte, sondern angewiesen wäre auf eine gute Seele, die ihm die Fluppe ansteckt und die Angelrute entwirrt, über all das machte er sich seine Gedanken. Über seine Würde nie. Marcs Würde stand zu keinem Zeitpunkt der Krankheit zur Disposition. Sie war mit seinem Selbst verwoben, so dass sie ihm keiner nehmen konnte. Er konnte sie nicht verlieren, erst recht nicht durch Kleinigkeiten wie Fingernägelschneidenlassen oder Tablettenzuordnen. Die nahm er mit einer inneren Haltung hin, mit einer Würde und Selbstachtung, denen der Verlust von Kontrolle, Unabhängigkeit, Wachheit und Gelassenheit nichts anhaben konnte.

Den aufrechten Gang behielt er bis zu seinem Tod. Ich lernte ihn bartlos kennen und lieben, am Ende seines Lebens hatte er einen Zottelbart und lange wilde Haare. Einen Alzheimer-Kranken zu frisieren, ist nervenaufreibend, zeitintensiv und mitunter herzlich überflüssig. Der falsche Kampf. Wie oft habe ich stattdessen einen Pudding gekocht. Am

Anfang noch mit einem schlechten Was-sollen-die-Leute-denken-Gewissen, bis ein Arzt mir eine Partiturüberschrift von Paul Hindemith schenkte: »*Tonschönheit ist Nebensache.*« Dieser Satz wurde zum Motto unserer letzten Jahre. Vergiss sauber ausrasierte Koteletten. Die Klarheit, mit der Marc *innerlich frisiert* war, zeigte die Unverletzlichkeit seines Selbst, zeigte seine Würde. Mit den langen Haaren sagte er jedem: Ich bin nicht mehr der, der ich einmal war. Ich mute euch jetzt diese Wahrheit zu. Damit bleibe ich aber der, der ich immer war, ich habe nur das Ufer gewechselt. Ich bin vom Arzt zum Patienten geworden, aber meine Haltung bleibt. Die Wahrheit ist zumutbar und muss nicht mit Kitsch ummantelt werden.

Die Liebe bleibt.
Das Herz wird nicht dement.
Hauptsache, er muss nicht gewickelt werden.

Ich kotze bei diesen Sätzen. Weil sie vor Angst schreien. Die Windel nimmt Marc seine Würde nicht, auch nicht die Hilflosigkeit.

Tilman Jens hat in seinem Buch *Demenz* über die frühe Angst seines Vaters geschrieben, schwer zu erkranken: »Was ihm Angst machte, war die Vorstellung, einer unheilbaren Krankheit, einem endlosen Siechtum wehrlos ausgeliefert zu sein: Ich will sterben, nicht gestorben werden.« Sieben Jahre später erkrankte Walter Jens an Alzheimer, und seine Frau Inge schrieb den schönsten Satz des Universums: »Was lebt, will leben.«

Mit diesen vier kargen Worten ist alles eingerissen, was ihr Mann jahrzehntelang mühsam mit seinen geschliffenen Plädoyers über selbstbestimmtes Sterben aufgebaut hatte. »Was lebt, will leben« formuliert einen unverkitschten Würdebegriff, der auch den unschönen Teil des Lebens beinhaltet. Oder wie der französische Psychoanalytiker Jacques Lacan einmal schrieb: »Erwachsensein heißt Mangel am Sein spüren.« Das Leben verliert seine Glätte – und gewinnt dadurch Würde. Bei Säuglingen ist nie von Würde die Rede. Babys haben *ein Recht* auf Leben, aber die Würde bleibt dabei irgendwie immer außen vor.

Es war das Jahr 2000. Als ich Marc kennenlernte, war er ehrenamtlicher Arzt auf der Dialysestation eines Kreuzfahrtschiffes, und ich besuchte für den SPIEGEL ein Aktienseminar. Unterschiedlicher konnten unsere Aufgaben kaum sein. Während er handfeste körperliche Arbeit verrichtete und mitunter improvisierte, damit die nierenkranken Passagiere jeden Tag wenigstens die *Illusion von Urlaub* hätten, schrieb ich meine sozialpolitischen bitterbösen Abhandlungen über den Überfluss vom Überfluss. Der Arzt hatte die Regel »kein Essen vor den Gästen« zu beherzigen, die Journalistin schlief in einer Kingsize-Suite. Es waren verrückte zehn Tage. Und plötzlich starb ein Patient. Er war abends eingeschlafen und nicht wieder aufgewacht. »Was sagt man denn zu einer Angehörigen, nachdem man morgens um vier aus dem Schlaf gerissen wurde, auf dem Weg in die Kabine seine Sachen gerichtet und überlegt hat, ob es schon gestern Anzeichen für diesen Tod gegeben haben könnte?«, fragte ich Marc einige Tage später. Das Schiff kreuzte gerade die Azoren, die Witwe verließ das Schiff mit zwei Koffern, den Gehstöcken ihres Mannes und dem festgefrorenen Schock.

»Ich habe gesagt: ›Es ist so weit‹«, sagte Marc und zog an seiner Zigarette (damals schon!).

Dieser Satz war der erste, in den ich mich verliebte. Er zeigte, dass Marc sich nicht in Phrasen verlieren musste (»Sie müssen jetzt ganz tapfer sein«), um seinen Dienst zu tun. Er musste nicht formal werden (»Mein Beileid«). Er vermied Kitsch (»Sie haben alles richtig gemacht«). Kitsch *ist* würdelos. »Es ist so weit« kommt ohne Pathos aus und zeigt, was das oft süßliche »auf Augenhöhe« eigentlich meint: Er konnte die Wahrheit (aus)halten und mutete sie auch der Witwe zu. In den kommenden Tagen ging er immer mal wieder zu ihr in die Kabine und schmauchte mit ihr eine verbotene Zigarette auf dem Balkönchen. Er schuf sich einen Grund, zehn Minuten zu bleiben und sie unauffällig zu beobachten. Ich glaube, in diesen verbotenen Zigaretten lag viel Würde. Weil sie ohne viele Worte auskamen, aber eine gemeinsame Haltung ausdrückten. Ich habe mich in diese Haltung verliebt. Und als Marc selber krank wurde und alles verlor – Autonomie, Macht, Selbstwirksamkeit –, blieb die Haltung. Eine anmaßungsfreie Haltung, die stets das blieb, was man durch »Würde« unvollständig auszudrücken versucht: die Unverletzlichkeit der Seele.

Inge Jens schreibt »Aber er ist ein Mensch … und das ist das große Erlebnis für mich: bis zu welchen *Tiefen* ein Mensch ein Mensch bleibt.«

Das Leben gewinnt seine Würde nur durch den dreckigen Teil des Seins. Ich brauche fünf Jahre, um mir das einzuverleiben. Schließlich im September 2022: *Es ist so weit*. Diesen Satz drucken wir in Marcs Todesanzeige.

Für so viele Dinge gibt es keine Worte

Wie nennt man das eigentlich, wenn ein Mensch genau so stirbt, wie er gelebt hat? *Konsequent?* Zu radikal. *Authentisch?* Zu esoterisch. *Bei sich?* Falsch. Er muss sich zum Prozess des Sterbens ja gerade verlassen. Vor mir liegt mein toter Mann, mein Sohn und ich betrachten seinen Leib ein letztes Mal. Von einer barmherzigen Bestatterin, die ihren Namen verdient, heimlich in den Abschiedsraum des Ohlsdorfer Friedhofes geführt. Marc hatte am Ende seines Lebens Corona, nicht viel, aber so, dass ein Abschiednehmen am offenen Sarg allerstrengstens verboten war. Was die gute Bestatterin, wie jede gute Bestatterin, nicht die Bohne störte. Der Junge wollte seinen Vater noch einmal sehen, also bekam er ihn zu sehen. Ich war selbst dabei, als sie die Behörden, Krematoriumsangestellten und Friedhofsmitarbeiter eiskalt am Telefon belog: »Natürlich bleibt der Sarg geschlossen, Sie können sich auf mich verlassen.« Natürlich blieb der Sarg nicht geschlossen, ich konnte mich auf sie verlassen.

Und dann lag er da. Ein wenig schief, weil der Sarg zu klein war. Komisch, so groß war er doch gar nicht. Und trotzdem: Irgendwie sah er würdevoll aus, weil sein Körper ausstrahlte, dass ihn nichts Weltliches mehr tangierte, vor allem kein zu kleiner Sarg. *Und* falsch, denn so aufgepumpt war sein Brustkorb nie, nicht mal, wenn er für seine Kinder wilde Schwanenmütter vertrieb, mit mir Tischtennis spielte oder den ersten Zug von seiner Zigarette nahm. Er sah so anders aus und doch so gleich. Er sah friedlich aus und doch geschafft vom Leben. *Wie nennt man das, wenn ein Todesgesicht zwei Gegensätze in sich vereint und dieser Widerspruch einen nicht aufregt, sondern beruhigt?*

Warum gibt es keine Worte für das Unfassbare, wo wir doch alle im Leben Situationen erleben werden, die es nötig machen, Unfassbares in Worte zu fassen? Wir können Ausdrücke formulieren wie *Frühstückseierwarmhaltehaube* oder *Rindfleischetikettierungsüberwachungsaufgabenübertragungsgesetz,* aber wir können nicht *die Art der Liebe* beschreiben, die entsteht, wenn man seinen kranken Partner pflegt. Es ist nicht Barmherzigkeit, es ist nicht Treue oder, ganz schlimm, Verpflichtung. Aber was ist es dann?

Wie nennt man das, wenn man sich, nachdem man die Diagnose erhalten hat, in die glückliche Unwissenheit zurücksehnt, weil man die Wahrheit noch nicht erträgt? *Notlüge?* Nein. *Falschbehauptung? Weiße Lüge?* Nein.

Keiner ist in einem Heim gestorben: meine Großeltern nicht, meine Eltern nicht, keiner meiner Verwandten.

Marc war der erste Mensch, den ich kannte, der im Heim starb.

Es war ein Donnerstag im September. Er hatte einen epileptischen Anfall, gepaart mit einer Herzattacke – nichts, wofür irgendwer irgendwas konnte. Der finale Anruf des Heims, der eine Schlucht aufriss, kam früher, als wir alle gedacht hatten.

Es ging genau dort zu Ende. Dort, wo er mir bis zum Schluss tanzend entgegengekommen war, wo er drei, vier, fünf Puddings bekam, wenn er das wollte. Wahrscheinlich gibt es keinen besseren Ort als diesen, um zu sterben.

Sterbeurkunde und Hamster

Ich habe fünf Jahre durchgehalten. Den Haushalt gewuppt, die Kinder erzogen, die Ärzte bezirzt, die Patientenverfügung aktualisiert, die Kinder getröstet, den Mann getröstet, die Freunde getröstet, mich getröstet, einen Hund gekauft, Nachbarn informiert, epileptische Anfälle behandelt, einen Pflegedienst gefunden, einen Pflegedienst ermahnt, einen Pflegedienst gewechselt.

Ich habe fünf Jahre meinem Mann beim Entschwinden zugeschaut, so wie man in ein verglimmendes Feuer schaut, von dem man weiß, dass es einst wärmte und in ein paar Augenblicken nur noch glühen wird. Jetzt ist das Feuer erloschen, mein Mann ist tot. Und ich bin Witwe. Manchmal fühlt es sich so an, als beginne die eigentliche Aufgabe erst jetzt, obwohl das ungerecht ist: Ich habe meinen Mann jeden Tag durch den Dschungel des Lebens geführt, weil er blind wurde und taub. Zum Schluss habe ich ihn getragen. Ich habe wie ein Seismograf auf jede Erschütterung von ihm reagiert, tags und leider auch viel zu oft nachts – das sind viele Aufgaben.

Die Aufgabe, die jetzt auf mich wartet, ist trotzdem härter: Sie besteht im Aufgeben.

Als Angehörige eines Schwerkranken hat man verschiedene Möglichkeiten, mit der Krankheit und dem Leben umzugehen: Man kann tatkräftig werden, zynisch, lebenszugewandt, organisiert, überfordert, informiert oder larmoyant. Und wahrscheinlich war ich in den vergangenen Jahren von allem etwas. Eine lebendige Vielfalt aus Gefühlen, guten und schlechten.

Als Witwe habe ich diese verschiedenen Werkzeuge jetzt nicht mehr, sie sind mir am Tag der Beerdigung abgenommen worden, oder ich habe sie freiwillig hergegeben. Als Witwe muss man vor allem eines sein: konventionell. Sittsam. Steif. So wie ich an seinem Grab stand, hätte ich auch die Angehörige eines europäischen Königshauses sein können: Absatzschuhe, Mantel, Hütchen und Haltung. Die Haltung und meine Vorstellung, wie eine Witwe ihren Mann zu Grabe tragen sollte, trugen mich durch den Tag. Erst Wochen später merkte ich, wie dieser Tag mich selber begrub. Nicht Marcs Alzheimer ist die Zumutung gewesen, nicht sein Tod, sondern das *Comme il faut*, das mich hinterher überrollt, manchmal mehr als die Trauer. Ich weiß, Konvention ist nichts anderes als in Harz gegossene Hilflosigkeit. All die Kondolenzkarten, die uns ins Haus flattern, bezeugen das. Wie muss sich ein Kondolenzkarten-Grafikdesigner fühlen, wenn er zum hundertsten Mal Grautöne abmischt und in 16er Palatino Linotyp »Gegangen, aber nicht vergessen« darüber setzt? Auch schon tot? Hört er dabei Schlager? Pop? Rap? Die schönste Trauerkarte, die wir bekamen, hatte einen bunten Ballonstrauß vorn drauf und hinten ein peinlich berührtes: »PS: Sorry für das Design, aber die Trauerkarten waren noch hässlicher.« Dabei ist Trauer auch etwas Lebendiges, Brutales, mitunter Aggressives. Aber wir Mitteleuropäer haben uns eben auf die Konvention geeinigt, dass Trauer unbeweglich bleiben soll, und das macht sie so schwer auszuhalten. Wie soll man das Leben wiedererlangen, wenn man nur die eine Farbe wählen darf: Schwarz?

Von einem Beerdigungsbesucher, der das Wort »Beileid« richtig verstand, bekamen meine Kinder 70 Euro geschenkt. Sie haben sich darüber mehr gefreut als über jedes »Euch viel, viel Kraft in nächster Zeit«. Weil die 70 Euro ein unerhörter Tabubruch waren. Weil sie sofort wussten, dass ihr Vater es ihnen von Herzen gegönnt hätte, eben dieses Geld am nächsten Tag auf dem Hamburger Rummel auszugeben. Weil es mehr bewirkt als jede Therapie. Es lenkt vom Tod weg auf das Leben. Es ist lebendig. Und bringt Witwen und Waisen in Bewegung. Normalerweise läuft es nämlich so ab, ungefähr drei-, viermal am Tag spreche ich folgenden hart gefrorenen Dialog:

(Ausatmen des Gegenübers, dann tiefe Stimme, gepresst): Wie geht es dir?
(Ich, betont fest): Danke, gut, besser als befürchtet.
(Gegenüber, lange Pause, dabei auf den Boden guckend): Und ... die Kinder?
(Ich, fröhlich): Danke, auch gut, sie kommen durch.
(Erstaunen): Aber sie gehen doch noch nicht wieder in die Schule?!
(Ich, leicht aggressiv): Doch, sie wollen das so.
(Ebenso leicht aggressiv): Ach, ihr verdrängt?! Aber ihr seid wenigstens in Therapie?

Wie routiniert ich diesen Dialog inzwischen abspule, höre ich eines Tages, als ich telefoniere und meine Tochter, nebenan, unserem Hund den Dialog souffliert: Danke, besser als erwartet, ja, wir kommen durch, ja, die Kinder gehen wieder in die Schule, nein, keine Therapie. Der Hund schaut aufmerksam. Er denkt, wenn er gut zuhört, bekommt er ein Würstchen. Wir bekommen leider kein Würstchen. Wir bekommen eine Mischung aus Mitleid und Lebendigkeitsverbot. Ich wäre gern ein Hund.

Eine Woche nach der Beerdigung traf ich eine freundliche Frau aus der Nachbarschaft auf der Straße. »Du trägst schon wieder Farbe, wie schön«, begrüßte sie mich und schwieg mich an. Was für ein giftiger Satz, was für ein giftiges Schweigen. Ich trug eine dunkel-flaschengrüne Hose und einen schwarzen Pulli. Die Nachricht wirkt. Seitdem gehe ich wieder in komplett Schwarz. Weil mir die Schlagfertigkeit fehlt, »Marc hätte das gefallen« zu entgegnen, weil mir die Kraft fehlt, das zu fühlen. Als ich mich von einem alten Arzt-Kollegen von Marc verabschiedete, nahm er mich väterlich zur Seite: »Denken Sie daran: Jetzt fängt das schlimmste Jahr Ihres Lebens an.« Er riet zu Antidepressiva und verstärkter Therapie. Ich heulte im Auto. Aber nicht vor Trauer um meinen Mann, sondern vor Erwartungsangst. Muss das erste Witwenjahr beschissen sein – oder kann es nicht einfach sein wie alle anderen Jahre im Leben auch: voller Tatkraft, Zynismus, Lebensfreude, Überforderung, Larmoyanz? Zu Hause riechen die Kinder meine Verfassung, noch bevor der Schlüssel sich im Schloss gedreht hat. Ich erzähle. »Aber Mama, das beschissenste Jahr deines Lebens liegt doch gerade hinter dir?!« Meine Tochter ist ehrlich erstaunt. Der Hund auch. Es gibt ein Würstchen. Kinder und Tiere können am besten trösten. Als meine zwei großen Jungs die Sterbeurkunde meines Mannes beim Bestatter abgeben mussten, kamen sie mit einem Hamster für ihre kleine Schwester zurück. »Mama, sie hat es doch jetzt gerade auch nicht so leicht …« – unsicher-strategischer Blick von unten –, »und um den Käfig haben wir uns auch schon gekümmert, den können wir uns leihen ... erst mal ...«

Der Hamster blieb trotz mahnender Worte guter Freunde: Man verschenkt doch keine Tiere! Doch! Ich finde es einen wunderschönen *purpose* für einen Hamster, wenn er bei der Trauerbewältigung von drei Teenagern helfen kann. Der brennt bestimmt für seinen Job. Und die Kinder haben ein Lebewesen mehr, das sich ihnen als stummer Gesprächspartner anbietet. Ich würde eine Hamsterzucht aufmachen, hülfe es meinen Kindern, über diese Zeit hinwegzukommen. Und an dieser Stelle hätte mein Mann trocken dazwischengeschoben: »Außerdem lebt ein Hamster nur anderthalb Jahre, mach dir also keine Sorgen, Liebe.« Marc konnte als Arzt gut zwischen Leben und Tod unterscheiden, er verlangte das unausgesprochen auch von uns: Kümmert euch, solange ich lebe, um mich. Und danach kümmert euch ebenso sorgfältig um euch selbst.

Der Theologe, Philosoph und Pädagoge Friedrich Schleiermacher hat um das Wortspiel »verschieden« ein Rätselgedicht gewoben.

Wir sind's gewiss in vielen Dingen,
im Tode sind wir's nimmermehr,
die sind's, die wir zu Grabe bringen,
und eben diese sind's nicht mehr.
Denn, weil wir leben, sind wir's eben
von Geist und Angesicht;
und weil wir leben, sind wir's eben
zur Zeit noch nicht.

Im Leben sind wir verschieden, im Tode (wenn wir verschieden sind) sind wir's nicht (mehr). Mein Vater hat mir das Gedicht früher immer, wenn wir am Bahnhof auf Verwandte warteten, aufgesagt. Immer abwechselnd mit »Dunkel war's, der Mond schien helle«. Er war fasziniert von dem Oxymoron und konnte nicht glauben, dass man sich als Dichter »einfach so etwas ausdenken kann«. Mein Mann war Arzt. Und Westfale. Er hatte es nicht so mit sprachlichen Paradoxa, aber das eine, das große Lebensparadoxon, hat er schon im ersten Jahr seines PJ verinnerlicht: Es gibt Lebendiges im Tod und Totes im Leben. »Es ist ein Irrglaube, dass es für einen Arzt das Schlimmste ist, wenn sein Patient stirbt«, sagte er immer, »das Schlimmste ist es, wenn man nicht helfen kann. Das ist ein Unterschied.« Und so mochte er das Gedicht, das ihm sein Schwiegervater, durch mich, in die Ehe trug, auch gern. Weil es zum Nachdenken anregt. Weil es demütig macht. Und weil es, trotz allem, ein Auftrag zur Individualität, zum Leben ist. Schleiermacher hat eine gnädige Erlaubnis zum Verschieden-sein-Dürfen formuliert. Es ist ein Auftrag, den man als Witwe nicht erfüllen darf.

Zurück geht das vermutlich auf die römische Rechtsprechung, die einer Witwe ein Trauerjahr lang keine Ehe gestattete, um eine Ungewissheit über eine mögliche Vaterschaft auszuschließen. In Deutschland galt nach dem alten Bürgerlichen Gesetzbuch eine Frist von zehn Monaten. Man kann aber trauern *und* feiern. Man kann trauern *und* das Klo putzen. Man kann trauern *und* schimpfen, weil die Hausaufgaben schon wieder vergessen wurden. Und gerade diese Erfahrung der Gleichzeitigkeit von »trauern und …«, diese Ambivalenz des Lebens ist das größte Geschenk dieser Scheiß-Volkskrankheit Alzheimer, das aus einer Katastrophe eine *Katastrophe und eine neue Kraft* macht.

Alzheimer-Witwen sind sich dieser Ambivalenz bewusster als Normalo-Witwen. Weil sie unter Umständen Jahre,

Jahrzehnte Zeit hatten, das Nebeneinander von Schicksal und Chance auszuhalten. Alzheimer verlangt mehr Ausdauer von Angehörigen als jede andere Krankheit, weil der Mensch jahrelang und langsam verschwindet, bevor er tot ist. Ich habe meinen Mann in den vergangenen Jahren mehr geliebt als jemals zuvor, und er war mir fremder als jemals zuvor. Doch, das geht! Obwohl er irgendwann nicht mehr wusste, was ein Geburtstag ist, war er mir nah. Das ist kein Pflegeporno, das ist das Oxymoron meines Lebens: die Gleichzeitigkeit von schön *und* traurig, von Kraft *und* Schwäche, von Krankheit *und* Mut zum Leben. Heute fehlt in unserer Kultur viel Gleichzeitigkeit.

Von Gleichberechtigung ganz zu schweigen. Schon bei den Gebrüdern Grimm war die Stiefmutter die »Böse«, Stiefväter spielen in den Hausmärchen keine Rolle. Warum nicht? Weil eine Witwe nicht neu heiratet? Weil sich das nicht schickt? Ich sehe es an unseren Kindern, wie unterschiedlich sie um ihren Vater trauern: Der Älteste verpackt die Trauer in Worte und Fürsorge, er schreibt mir Briefe und will die Familienlücke füllen, die keiner füllen kann. Zum ersten Hochzeitstag ohne Marc schrieb er mir ein Kärtchen: »Alles Liebe zum Hochzeitstag, Liebe.« Genau das wären die Worte seines Vaters gewesen.

Der Zweite trauert in Wut und Tat. Er hat mit seiner bloßen Hände Kraft seinem Vater die Urne gebaut: mit einer Kettensäge, Hammer, Meißel, Beitel. Kein Gegenstand der Welt wäre Marc herzensnäher gewesen als der unförmige Holz-Kürbis, den sein Sohn für ihn schnitzte, vier Tage schweigend und verbissen. Die Urne war so groß, dass wir zwei Urnenplätze dafür pachten mussten.

Die Dritte, die Jüngste, trägt seit der Beerdigung wie ein Kleid ihre körperlich milde Präsenz, die es jedem bei uns zu

Hause erlaubt, so zu sein, wie man ist. Sie ist wie ein Märchenkind zu uns. Wenn ich heule, geht sie schweigend in die Küche und kocht für alle einen Kakao. Wenn die Jungs dann streiten, wer die große Tasse kriegt, geht sie wieder schweigend in die Küche und kocht nach. Und nimmt sich ganz selbstverständlich auch einen zweiten Becher.

So unterschiedlich die Kinder auch trauern, jedes hat seine Sprache gefunden, so wie ich in den fünf Jahren meine Sprache gefunden habe, etwas zu begreifen, was man mit dem Körper und dem Geist nicht begreifen kann, sondern nur mit ganz handfestem Lebensverstand. Ich habe begriffen, dass Alzheimer keine Katastrophe ist. Dass man diese Krankheit überlebt (zumindest dann, wenn man nicht der Kranke ist). Dass Leben möglich ist, auch mit Vergesslichkeit, Pflegegrad und Überforderung. Wenn ich vor sechs Jahren den Satz gelesen hätte: »Alzheimer ist keine Katastrophe«, hätte ich entweder an eine Glockenrock tragende Kirchentagsbesucherin gedacht oder an einen Irren. Wie kann man einen Menschen weiterlieben, wenn einem das Spiegelbild abhandenkommt, das es in einer Partnerschaft braucht, um sich selbst zu erkennen?

Ich kann nicht mehr mit Bestimmtheit sagen, was mein Mann dazu gesagt hätte, dass ich über ihn schreibe. Ich kann mir nicht mehr sicher sein, ob er mich loben würde, wie gut wir die Zeit ohne ihn meistern. Ich kann noch nicht einmal wissen, ob das Bild, das wir zu seiner Trauerfeier ausgesucht haben, ihm gefallen hätte. Ich bin nur noch ohne ihn für ihn da. Nach der Beerdigung fällt das »für ihn« weg. Für wen soll ich jetzt noch vor Gericht kämpfen, dass er nicht in eine Psychiatrie muss, nur weil er Weglauftendenzen hat? Für wen soll ich jetzt die Litereimerchen Pudding kaufen, die er am Schluss so gerne aß wie nichts anderes? Für wen locke ich wurstreich den Hund ins Heim, damit sich sein Herrchen noch einmal an einem Erkennen erfreut?

Ich merke, wie sehr ich in diesen Text mein Wollen, mein Streben pressen will, früher habe ich über mein Können geschrieben. Wenn wir für Marc eine Ausstellung zusammenzauberten, in der er seine Holzstöcke ausstellen konnte, die er kurz nach Beginn der Krankheit schnitzte, war das Können, ein organisatorisches Können. Wenn ich über die bizarre, die größte und schönste Enttäuschung meines Lebens schrieb, dass er glücklich und zufrieden in einem Heim lebte, dann war das ein Schreiben über mein Loslassen-Können. Wenn ich Sing-Abende organisierte, in denen Musiker die schlimmste Sechzigerjahre-Musik sangen, nur um meinem Mann das Erinnern und den Augenblick zu offerieren, als wären es kostbare Austern, dann war das Netzwerken-Können.

Heute muss ich nichts mehr können, heute muss ich nur wollen. Durchhalten. Schwarz tragen. Nein, wir sind nicht in Therapie. Und doch haben die vergangenen fünf Jahre mich abgeschliffen, mich »zu dem gemacht, was ich bin«, wie Schleiermacher es ähnlich formuliert hat. »Eigentlich ist Papa schon mein ganzes Leben lang krank«, stellte meine Tochter neulich fest. Ich verstand sofort den nichttraurigen Anteil dieser Aussage, und wahrscheinlich nur deshalb, weil es mir selbst auch so geht:

Meine Tochter war sechs, als sich die Krankheit ihres Vaters das erste Mal bemerkbar machte. Sie war acht, als die Krankheit einen Namen bekam. Die folgenden Jahre waren so vollgestopft mit Erfahrungen, dass es all das andere, das normale Leben vorher, übermalte. Kino, TikTok und Burger sind noch heute toll. Aber sie sind kein Surrogat für das Leben. Das haben meine Kinder brutal gelernt. Es gibt wenig, was sie heute aus der Fassung bringen könnte. Eine Fünf in Mathe, ein verlorenes Computerspiel, ein Pickel – fordert ihnen nicht mal ein Stirnrunzeln ab. Aber wenn einer von uns vieren Elend trägt, dann sind wir anderen drei da, schweigend und unerbittlich.

Das Wesentliche schimmert immer wieder durch. Wie bei einem übermalten Ölbild. Marc ist immer noch bei uns, nur eben übermalt. Nein, den Satz von vorhin nehme ich zurück: Alzheimer *ist* eine Katastrophe. Aber sie muss keine bleiben.

Mädchen trauern anders als Jungen

Mein Mädchen war acht, als sie ihren Vater verlor. Ihren Helden, ihren Alles-Könner, ihren Atlas. Als mein Mann noch gesund war, konnte er giftige Schwäne vertreiben, die ihr zu nahe kamen, sie vor Rotzlöffeln und Sandschmeißern bewahren und ihr erklären, wie die Welt funktioniert: kundig, angstfrei und immer mit genau der richtigen Prise bösartigem Humor, so dass das Leben nicht zu glatt und zu perfekt wurde. Er ritt mit ihr in Thailand auf Elefanten, auf Kuba vermöbelte er im Schach einen alten Kubaner, und als sie mit sechs Jahren beschloss: »Ihr seid blöde, hier schlafe ich nicht mehr«, da hatte er ihr (und ihren Brüdern) längst das perfekte Baumhaus im Garten gezimmert, so dass der frühe Autarkieversuch ein jähes, aber romantisches Ende an der Buchsbaumhecke fand. Mein Mädchen war für ihren Vater, meinen Mann, der schon vier Jungen gezeugt hatte (zwei Söhne stammen aus seiner ersten Ehe), das sanfte Glück seiner späten Vaterschaft. Wenn sie auf seinem Arm saß, wirkte sie wie mit ihm verwachsen. Die beiden bildeten vom ersten Tag an ein unerschütterliches Duo. Es schien, als wollte er die neun Monate Beziehungsvorsprung, die ich hatte, um jeden Preis aufholen. Es gelang ihm acht Jahre lang herausragend.

Dann musste sie lernen, ihren Vater mit einem bösen Hexer zu teilen: dem Alzheimer. In den ersten Jahren merkte sie noch nicht viel, da freute sie sich nur, wenn sie mit ihrem feuerroten Schulranzen nach Hause gehüpft kam und ihr Vater das Mittagessen bereitet hatte – arbeiten durfte er als Arzt nicht mehr. Aber kochen, den Hund Gassi führen und die Nerven beim Lernwörterlernen behalten – das konnte er. Und wenn sie sich das Knie aufgeschlagen hatte, dann schaute er sich das mit großer Ernsthaftigkeit und Sorgfalt an, so als handelte es sich um einen schwerwiegenden Casus, der unbedingte Privatpatienten-Konsultation verlangte. Seine Sprechstunde war für sie 24 Stunden, an sieben Tagen in der Woche geöffnet, ohne Wartezeit. Während ich die Rolle der profanen, aber entrückt-heroischen »Alles-Wupperin« einnahm – Haushalt, Geld verdienen, Arztbesuche, Pflegedienst –, verwandelte er sich für sie mehr und mehr in ein behagliches Sofakissen: Er gab Halt, wenn sie sich auf einen Stuhl setzte, für den sie eigentlich noch zu klein war, stand als Kuschelobjekt zur Verfügung und wurde so vertraut, dass auch ein Krankheitsschub ihn ihr nicht entfremden konnte.

Was Marc auch widerfuhr: Falsche Kekse kaufen, mit Leine, aber ohne Hund wiederkommen, den Weg zum Kühlschrank nicht finden oder »Mensch ärgere dich nicht« ohne Rausschmeißer-Regel spielen – mein Mädchen hatte von uns allen am meisten Mitgefühl. »Da kann doch Papa nichts dafür, das ist sein Alzheimer«, sagte sie oft. Es klang dissoziiert, wie abgespalten: Hier war der tolle Papa, der, den sie vom ersten Tag ihrer Existenz an kannte und liebte, dort der böse Hexer. Sie packte ihre kindliche Trauer in ein Kleid aus Weichheit, Pragmatismus und Mütterlichkeit. War ich niedergeschlagen, strich sie mir über den Kopf, so wie das Fünfzigerjahre-Muttis tun, dann ging sie nach oben in ihr Zimmer und schloss sich ein. Damit ihr Vater das Zimmer nicht mit der Toilette verwechselte, erzählte sie uns. »Damit du uns nicht noch mehr Kummer mit deiner Trauer machst«, dachte ich. Mich beschämte ihre parentifizierte, erwachsene Kümmererrolle. Ich konnte sie nicht auflösen. Die Buntwäsche drohte, der Rentenbescheid mahnte, das Krankenhaus quengelte. Ach, und zwei andere Kinder hatte ich auch noch. Und einen kranken Mann. Einen Hund. Einen Haushalt. Einen Beruf. Eine Überforderung. Von allen Menschen, die mir bei der Bewältigung der Krankheit meines Mannes geholfen haben, habe ich mich an meiner Tochter am meisten versündigt. Fürchte ich. Sie sieht das – pubertätsbedingt – anders. An dieser Stelle: kindlich-mütterliches Unterarmstreicheln. Es ist die liebevollste Rebellion meines Lebens. Der Alzheimer mag das Hirn ihres Vaters ausgelöscht haben, ihres verteidigt sie, als wäre es aus Gold. Keine einzige Erinnerung darf getilgt werden, das hat sie ihrem Vater wahrscheinlich lippenstumm geschworen.

Beim letzten Besuch, den sie bei ihm im Heim machte, filmte sie ihn, so wie das Millionen andere Töchter auch tun. Marc tanzte mit mir auf der Heimterrasse. »Papa, hast du Mama lieb?«, fragte sie in dem Filmchen. »Ganz doll. Ganz doll«, gab der alte Kauzbär zur Antwort. Es sind die letzten bewegten Bilder, die ich von meinem Mann habe. Sie sind mir mehr wert als meine Milz, mein Haus, meine Achtung. Mein Mann, mein Leben, seit sechs Wochen in einer geschützten Einrichtung, erzählt meiner Tochter, wie sehr er mich liebt. Und tanzt dabei! Es war so ein ungewöhnlicher Anblick, ihn, den alten Hobbyangler, tanzen zu sehen, dass ich unauffällig alle meine drei Kinder dazu drängte, ihn einmal so zu erleben. Damit das Heim nicht zu einem Nicht-Ort wurde. Einen, den man aus seinem Gedächtnis streichen muss. Fahren wir heute durch diese Straße, sagt meine Tochter oft: »Hier ist das Haus, in dem Papa immer tanzte.« Immer. Tanzte. Ich liebe sie für jede dieser unzulänglichen Verallgemeinerungen.

An dem Tag, an dem Marc starb, sah ich meinen jüngeren Sohn nicht, er verbarrikadierte sich in seinem Zimmer, der ältere weinte leise männliche Tränen um seinen Vater. Meine Tochter hielt die Stellung. Sie war zu jedem, der erschrocken in unser Haus eilte, freundlich, verbindlich, zuversichtlich. Es nahm mir die Luft. Dass jemand sich aggressiv verweigert oder tränenreich trauert, kann man ertragen – keinen Umstand zu machen, ist viel schlimmer. Jungen trauern aktiv, Mädchen passiver – so unterscheidet die Psychologie das gendertypische Trauerverhalten. In ICD-Codes zusammengefasst: Mädchen entwickeln von zu viel Trauer Ängste und Depressionen, Jungs werden aggressiv. Fachleute finden, dass Mädchen generell adäquater mit ihren Gefühlen haushalten können. Aber nennt man das auch adäquat, wenn man von außen gar nichts sieht?

Mein Mädchen verbirgt ihr Leiden unter einer Rüstung aus Anstand, Unsichtbarkeit und Contenance. Königin Elizabeth II. wäre stolz auf sie gewesen. Warum bricht sie nicht zusammen? Beziehungsweise: *Wann* tut sie es endlich? Wann wird sie meiner Rolle überdrüssig? Wann fängt sie an, mich für meine Leistungsfähigkeit zu verachten? Aus Selbstschutz, aus Selbstfürsorge. Damit wäre sie längst nicht mehr allein. Viele Mädchen verweigern sich heute ihren überoptimierten Müttern, die nicht mehr können, aber leisten, als gebe es später dafür Fleißkärtchen im Himmel. »Mütter geben alles. Mütter sind erschöpft. Mütter haben Schuldgefühle«, schreibt der Hamburger Facharzt für Kinder- und Jugendpsychiatrie, Professor Michael Schulte-Markwort, und beschreibt damit einen neuen Typus Mädchen, der sich dem Ideal der Mütter – Karriere, Haushalt, Kinder, Pilates – konsequent entzieht. Diese *Mutlosen Mädchen* (so der gleichnamige Buchtitel) »fürchten ein Scheitern. Unter den Augen der bewundernswerten Mutter zu scheitern, ist für sie nicht auszuhalten. Sie möchten ihren Müttern nicht nacheifern.«

Ich könnte verstehen, wenn mein Mädchen nicht so werden will wie ich. Als Vorbild bin ich die Pest. Erfolgreich, kreativ, vernetzt, stabil. Ich könnte über mich selbst speien. Nur leider hilft das nicht viel. Die Buntwäsche wird davon nur mehr.

»In dieser Konstellation ist es für Ihre Tochter schwerer zu trauern als für ihre Brüder«, sagt mir Schulte-Markwort, »der ödipale König fehlt. Das Objekt der Anziehung.«

Dem »Objekt der Anziehung« hätte gefallen, wenn ihn ein Kollege als König tituliert hätte, wenn auch nur als einen ödipalen. Er wusste um den lebenslangen Verlust, den er unserem Mädchen würde zufügen müssen. Er war zu sehr Arzt, als dass er das hätte ignorieren können. Meine Söhne versuchen heute mit aller kindlichen Kraft die Leerstelle zu füllen, die ihr Vater hinterlassen hat. Er hinterließ – auch – einen unausgesprochenen Wunsch: »Kümmert euch um eure Schwester.« Als ich sie wenige Tage nach seinem Tod zur Bestatterin schickte, kamen sie mit einem Hamster für ihre Schwester zurück. »Mama, sie hat es doch jetzt auch nicht so leicht. Und Papa hätte der Hamster gefallen.«

Papa hätte es so gewollt. Aus diesen fünf Wörtern formt sich im Laufe der Monate ein unsichtbarer Geist, der uns beschützt und der uns hilft zu leben. Und wir tun viel, um diesen Geist nie wieder des Hauses zu verweisen. Wir schauen

Dr. House, so wie es Marc früher gern und oft tat. Wir kochen manchmal rein aus Nostalgie Leberkäse mit Kartoffelpüree und Sauerkraut. Wir freuen uns sogar, wenn der Hund mit zwei Halsbändern hereinkommt. Oder auf dem Klo ein Marmeladenglas steht, einfach so. Oder wenn jemand die Milchpackung aufschneidet, obwohl sie einen Drehverschluss hat. Einfach weil es uns an Marc und die Alzheimerjahre erinnert. Selbst den schlimmsten Schlager der Welt, »Im Wagen vor mir fährt ein junges Mädchen«, lernen die Jungs auswendig, weil sie wissen, dass er Energien erzeugt, die Marc, wo immer er jetzt sein mag, erreichen und erfreuen. Wir verwachsen durch das gemeinsame Erinnern zu einem Körper, auch wenn jeder von uns seine eigenen Wege geht. Verrückt. Ich habe drei Kinder in der Pubertät und erfreue mich ihres Wachstums, ihrer Vulgarität, ihres Phlegmas, ihrer Schönheit. Weil ich weiß, dass sich auch Marc dessen erfreut hätte. Weil ich weiß, wie machbar alles ist, jetzt, nach all den Jahren. Weil ich in jedem Wimpernschlag, in jeder Bewegung, in jedem Rülpser eine Hinterlassenschaft meines Mannes entdecke.

Mein Mädchen ergänzt: »Ich habe von Papa gelernt, wie man mit Tieren umgeht, wie man den Fotoapparat hält, ohne dass er runterfällt, und wie man Mitgefühl vermehrt, wenn man viel davon braucht.« Ich denke an ihr Sich-Einschließen in das Zimmer, an das Einigeln, sich mit lauter Problemlosigkeit unsichtbar machen, an die mutlosen Mädchen, an meine Angst, dass sie sich übernimmt. Sie mopst sich ein Stück meiner Schokolade vom Tisch. »Schau, wenn ich mir jetzt Schoki nehme, dann ist das Mitgefühl für mich selbst. Dann müssen es andere nicht tun.« Ich gebe ihr den Rest Schokolade mit – zum heimlichen Essen in ihrem Zimmer. »Damit du nie verlernst, auch an dich zu denken, wenn es anderen schlecht geht.«

»Och, Baby«, sie hat wieder diesen Doris-Day-Mutti-Ton. Und dann wird sie pragmatisch: »Die wird aber nicht lange halten, Mama. Wollen wir noch eine kaufen?« Das wäre eigentlich Aufgabe des ödipalen Königs. Jetzt muss sie für sich selbst sorgen.

Ein einzelnes hilfloses Haar

Mit diesem Text wäre Marc nicht einverstanden, jede Wette. Hätte er ihn vor seinem Tod, vor seiner Krankheit gelesen, hätte er laut gelacht. »Princesa« wäre alles, was ihm eingefallen wäre, hätte ich über Ekel geschrieben. In »Princesa« lag eine liebevolle Kurz-Verachtung, wenn ich mich früher weigerte, unsere Kinder zu wickeln. »Princesa« bekam ich zu hören, wenn er ein blutverschmiertes Hemd von seiner Arbeit nach Hause brachte (selten!) und ich mich weigerte, es mit *meiner Buntwäsche* in die Maschine zu stopfen. »Princesa« raunte er mir leise zu, als die OP-Narbe unseres Sohnes nach drei Wochen unter dem Verband stank, als hätten seine Kollegen amputiert statt genagelt. Vor allem vor unseren Kindern wollte er nicht, dass ich mich ekelte. »Das lernen die sonst«, sagte er oft, und tatsächlich hatte er damit recht. Zwar gehört Ekel zu den weltweit sieben Primäraffekten (klassifiziert nach dem Ekelexperten Paul Ekman. »Ekel-Experte« – was für ein Beruf!): Freude, Wut, Furcht, Ekel, Verachtung, Traurigkeit, Überraschung. Wovor man sich ekelt, wie sehr und wann, ist kulturell und geschichtlich unterschiedlich und – erlernt. In Europa finden wir Maden als Nahrungsmittel eklig, in Südamerika werden sie ungerührt verspeist. Körperbehaarung war bis in die Moderne nicht anstößig, heute ist sie (an den falschen Stellen) inakzeptabel. Man weiß heute, dass Schwangere sich vor allen möglichen Gerüchen, Speisen und Getränken ekeln, wenn ihr Immunsystem besonders anfällig und vulnerabel ist. Die Natur ist also schlau: bloß nur das ganz Bekannte und Sichere essen, bevor man die eigene Gesundheit und die des ungeborenen Babys gefährdet.

Marc hat sich, seit ich ihn kenne, höchstens dreieinhalb Mal geekelt. Wenn er einen laichenden Lachs ausnahm, wenn er fünf Liter Sammelurin betrachtete, wenn er nach unserem Urlaub ein total verschimmeltes Brot im Brotkasten fand – passierte einfach nichts. Ein einziges Mal hörte ich eine gewisse *Verwunderung* aus seiner Erzählung, als er von einer Diabetes-Patientin berichtete, deren zweiter Zeh so nekrotisch war, dass eine Amputation anstand. Ihr Pflegedienst hatte einfach nicht frühzeitig darauf aufmerksam gemacht. »Aber die hatte tipptopp rot lackierte Nägel. Verstehst du? Da stirbt ihr ein Zeh ab, und der Nagel wird vorher noch schön lackiert. Der saß so lose auf dem Zeh, dass er von alleine in die Nierenschale fiel …« Er wusch sich nach dieser Geschichte nicht länger als sonst die Hände. Und holte sich danach ein Bier. *Bier!*

Als ich in unseren Flitterwochen seinen Rasierer benutzte, hielt er mir, inmitten einer neuseeländischen Schafherde, eine Predigt über Hygiene, Mikroverletzungen und Bakterientransfer. Die Schafe unterstrichen jede seiner Ausführungen mit Kleinkötteln. Und weil er das auch bemerkenswert fand, wurde es eine skurrile Abhandlung über Eintrittspforten von Viren, Rasurbrand und die genitale Form des Lippengrindes am Euter eines Mutterschafs. Aber ich habe mir gemerkt: Rasiertausch ekelt meinen Mann an. Sonst wenig.

2020. Ich starre auf Marcs Fingernägel. Sie sind zu lang. Nach drei Jahren Krankheit ist er nicht mehr in der Lage, sie sich selbst zu schneiden. Vielleicht bekommt er es motorisch nicht hin, vielleicht hat er vergessen, wo der Nagelknipser liegt. Vielleicht weiß er nicht mehr, was man damit macht. Vielleicht hat er auch einfach vergessen, was Ekel ist. Er hat dieses Gefühl zeitlebens nur sehr wenig erlebt. Während ich in einer Welt von Ekel aufwuchs – Ekelempfinden war in meiner Erziehung quasi Ausdruck empfundener Hochkultur –, ekelte ihn in seiner Kindheit nur die Kümmelsuppe mit Speckstippen seines Vaters. Und der brach – zeitgeisttypisch, Sechzigerjahre, westfälisches Dorf – Marcs Willen, indem er ihn stundenlang vor der Suppe hocken ließ. Es schien, als habe Marc mit der Bezwingung dieser Suppe auch seinen lebenslangen Ekel heruntergeschluckt und verdaut. Starb ein Pferd auf dem Hof seiner Eltern, war er dabei, wenn der Abdecker kam. Na ja, und als Notarzt sollte man auch nicht arbeiten, wenn man zu *ittepitte* ist. Und trotzdem hatte er Grundsätze, die er zeitlebens nicht aufgab, bis die Krankheit ausbrach. Nennt man das Reinlichkeit, Hygieneempfinden, Tischkultur, Anstand? Auch nach einer unvorhergesehenen Notfall-Nacht ging er nie ins Bett, ohne sich vorher die Zähne zu putzen. Er wusch sich, wenn er nach Hause kam, einfach immer die Hände, auch das Nagelbett. Obst aß er nie ungewaschen.

Und jetzt schaue ich auf die Fingernägel. Die früher gezeigt haben, dass hier ein taktil versierter Arzt *sein Werk tut* – kein Chirurg, der ausgeleierte Nagelhäutchen hat vom vielen Desinfektionszeug; kein Radiologe, der seine Hände ebenso benutzt wie ein Bildredakteur, Bild hochheben, halten, ablegen, fertig; kein Psychotherapeut, der dann am besten ist, wenn seine Hände faul im Schoß liegen, während er zuhört. Marcs Hände waren Abbild seines handwerklichen Könnens. Wenn er einen Shunt punktierte, also versuchte, eine chirurgisch angelegte Verbindung zwischen Vene und Arterie zu treffen, tastete er den Arm wie eine Goldader ab. Er hörte in seine Finger hinein. Irgendwo spürte er einen Puls, dort stach er zu, Treffer. Er hat mir nie eine Blutdruckmanschette umgelegt. »Anfänger-Werkzeug.« Er konnte mit zwei Fingern eine Vene stauen und dann abschätzen, wie hoch der Druck war. Natürlich habe ich mit dem alten Blutdruckmessgerät meiner Mutter mal heimlich nachgemessen. Als ich ihm rechthaberisch 20 Punkte Unterschied vorhielt, grinste er: »Natürlich ist der Druck jetzt höher als eben. Du bist aus dem Bett aufgesprungen, bist ins Bad gelaufen und hast das Ding angelegt. Und für das Gesamtergebnis ist es unerheblich: Du hast keinen Bluthochdruck.« Auf seine Hände konnte Marc sich verlassen. Jetzt verhornten sie ihm. Und ich versage ihnen und ihm meine fragile Solidarität. Marc hätte sicher nichts dagegen, wenn ich sie ihm stundenlang feilte, aber irgendetwas in mir weigert sich.

Warum ekle ich mich? Ganz bestimmt nicht, weil der Ekel ein archaisches Frühwarnsystem ist, das mich auf etwas potenziell Giftiges oder Bitteres hinweist. Es ist auch nicht so, wie Sigmund Freud vermutete, dass zum Ekel auch immer die Lust gehört, Ekel also eine Kombination aus Abwehr und Lust sei. Eher folge ich der Definition des Literaturwissenschaftlers Winfried Menninghaus, der Ekel als eine Art Realitätsanker sieht. Man spürt sich, wenn man sich ekelt. Wenn meine Schwester etwas eklig findet, fügt sie dem Wort ein zweites E hinzu: »Das ist ja *ekelig*«, sagt sie dann, obwohl sie natürlich weiß, dass das keine korrekte Aussprache ist. Aber *ekelig* schenkt ihr eine Millisekunde Verzögerung, ein Auskosten des Gefühls. Auch wenn es paradox klingt: Man ist sehr lebendig im Ekel.

2022. Das ist mein Löffel und nicht deiner – diese Unterscheidung beobachte ich nicht, wenn ich Marc im Heim besuche. Und eine heruntergezogene Unterhose stört dort sowieso niemanden, obwohl doch schon Säuglingen beigebracht wird, dass es unappetitlich ist, wenn sie in ihre Windel greifen. Wenn aber nun Ekel eine anthropologische Konstante ist, die man von klein auf gelernt hat – warum verlernen Demente dann den Ekel? Die anderen Grundgefühle bleiben doch lange noch erhalten: Freude, Wut, Furcht, Verachtung, Traurigkeit, Überraschung. Warum verschwindet der Ekel zuerst? Weil er am ehesten kulturell erlernt ist? Weil bei Kranken oft der Geruchssinn stark nachlässt und Ekel auch immer etwas mit Riechen zu tun hat? Aus Anstand, weil sie uns Gesunde nicht auch noch mit ihrem Ekel belasten wollen? Warum ekeln sich Sterbende nicht, wenn sie sich doch noch freuen können oder Furcht spüren?

Ekel kann man durch verschiedene Brillen betrachten. Biologisch gesehen, ist der Ekel ein Unterscheidungsmerkmal zwischen Mensch und Tier. Tiere kennen keinen Ekel. Medizinisch betrachtet, hilft der Ekel, sich vor Krankheit und Tod zu schützen. Und psychologisch ist der Ekel ein Schutz vor der Erkenntnis der eigenen Endlichkeit. Wir ekeln uns vor dem, was auf jeden von uns zukommt. Vielleicht ist Ekel ein Zeichen von Vitalität. Und Sterbende müssen sich vor der Endlichkeit nicht mehr ekeln. Sie haben längst schon den Tod in Augenschein genommen.

Das mit dem Ekel und der Todesfurcht haben Wissenschaftler übrigens überprüft. Sie ließen zwei Gruppen gegeneinander antreten: Die erste löcherte man mit Fragen wie

»Wie stellen Sie sich Ihre eigene Beerdigung vor?«, »Was passiert nach dem Tod?«, »Wovor haben Sie Angst, wenn Sie sterben?«. Die Kontrollgruppe musste nur Fragen zum aktuellen Fernsehprogramm beantworten. Danach überprüfte man in beiden Gruppen den Grad der Ekelbereitschaft mit Fragen wie: »Stellen Sie sich vor, eine große Spinne sitzt in dem Korb, aus dem Sie gerade eine Kirsche naschen wollen. Greifen Sie trotzdem zu?« Menschen, die sich vorher Gedanken über ihre eigene Sterblichkeit gemacht hatten, reagierten signifikant ekelbereiter als Menschen, die direkt aus dem Alltag kamen. Man kann also wissenschaftlich nachweisen: Die Gedanken an den Tod lassen Ekelgefühle wuchern.

Schon über Ekel zu schreiben, ist eklig. Selbst unter Ärzten hat man ihn nicht zu haben, jedenfalls sichtbar. Marcs Arzt, der es gut mit uns meinte, sagte mir einmal: »Es ist gut, wenn Sie Ihren Mann pflegen, ekeln sollen Sie sich aber nicht vor ihm. Wenn es so weit ist, ist das das Zeichen.« – »Das Zeichen?« – »Das Zeichen, dass Sie seine Obhut fremden Händen anvertrauen sollten.« Diskreter hat noch keiner das Wort »Heim« ausgesprochen.

Ekel gehört zu den Dingen, die nicht öffentlich teilbar sind. Öffentlich geteilter Ekel (also nicht die synthetische Form wie im Dschungelcamp, sondern der unmittelbare biografische, nicht geplant durchlebte Ekel) bekommt sein Gewicht vor allem durch das Zur-Schau-Stellen, nicht durch die Tat, den Zustand, den Umstand an sich. Der menschliche Körper produziert rund 700 ml Gas am Tag; schamlos wird es, wenn man darüber spricht oder wenn man einen anderen furzen hört.

Wenn ich über Marcs Verdauung schriebe, würde ich ihn entblößen. Seine langen Fingernägel, vielleicht sein Ohrschmalz sind Zeichen einer zivilisatorischen Verwahrlosung, und die öffentlich auszubreiten, betont den Zustand seiner Hilflosigkeit. Dabei weiß ich, dass er mir als Mediziner die Erlaubnis gegeben hätte, ihn *nicht* zu jeder Zeit vorzeigbar zu frisieren. Denn das hätte ihn, paradox-pervers, anders entblößt. Nämlich als ein zu verobjektivierendes Subjekt, mit dem man machen kann, was man als richtig *empfindet*. Der zwar vorzeigbar *aussieht*, aber der für diesen Fassadenbau längst kein Verständnis mehr aufbringen würde.

Ich fühle mich oft wie ein Verräter meines Mannes, wenn ich mich körperlich von ihm abwende. Aber vielleicht gehört das zur Pflege dazu, genauso wie das Hinwenden. Fingernägel – abwenden, Pudding essen – zuwenden. In der Abwendung liegt ein prämortaler Abschied. Die Hinwendung löst ihn zuverlässig wieder auf. Das Hin und Her dieser Gefühle ist, was zehrt.

2023. Ein halbes Jahr nach Marcs Tod. Meine Nachbarin, die Freundin, die Fotografin, die Lebensretterin kommt. Sie hat mit Marc wochenlang Holzstücke geschnitzt, fotografiert und zu einer, *seiner* Ausstellung gesammelt. Jetzt wedelt sie mit ihrem Handy. »Guck mal, ich habe eben noch ein Haar von Marc gefunden, das klebte an einem seiner Stöcke.« In der Schutzhülle ihres iPhones kann ich ganz schwach, zart, blond ein Haar entdecken. Es ähnelt Marcs Haaren – dick, gewellt, kraftvoll bis zum Schluss – überhaupt nicht. Es sieht verletzlich, dünn, hilflos aus. Ja, es ist ein hilfloses Haar, eingesperrt in einer Handyschutzhülle. Ich versuche, das überraschend Leibliche, das letzte Stück Körper von meinem Mann, eine DNA-Probe, eine Erinnerung an ihn, kleinzuhalten. »Das ist bestimmt ein Pinselhaar, ein Hundehaar, *irgendein* Haar.« Fotografen kann man überzeugen, mal Labskaus zu probieren; wenn es um optische

Expertise geht, sind sie mit Worten nicht zu beeindrucken. Marianne sieht, was sie sieht. Ein Haar von Marc. Sie klebt es sorgfältig auf ein Papier und hängt es mir an die Wand, direkt über meinen Schreibtisch. Jeden Tag schaue ich darauf. Ich ekle mich nicht. Es ist Horn von der Liebe meines Lebens.

»Ja, das sollen Sie.«

Hilflosigkeit ist ein Gefühl, das verbindet. Es vereint Kranke, Ärzte, Angehörige und Freunde, und eigentlich würde diese Verbindung auch wärmen. Nur spürt man sie oft nicht, weil jeder für sich allein hilflos ist. Einsam in der Hilflosigkeit, auch das ist etwas, was man erst erlernen muss. Die Krankheit können wir nicht besiegen, die Hilflosigkeit schon.

Die Kranken haben Angst, ihrem eigenen Entschwinden bei*zuwohnen*. Sie müssen lernen, dass sie sich auflösen in einer Welt, die sich ungerührt weiterdreht. Ganz am Anfang der Erkrankung, Marcs Diagnose war noch keinen Monat alt, schauten wir mit den Kindern im Fernsehen *Momo*. Die Geschichte von dem kleinen Mädchen, das sich der Auslöschung der Menschheit entgegenstellt. Ihre goldene Gabe des Zuhörens ist das Antidot zum Gift der Zeit stehlenden grauen Herren. *»Ihr wisst ja gar nicht, was das ist, eure Zeit! Aber wir, wir wissen es. Und wir saugen euch aus bis auf die Knochen. … Ein mühseliges Geschäft, den Menschen ihre Stunden, Minuten und Sekunden abzuzapfen. Immer mehr und immer mehr! Denn auch wir werden mehr! Immer mehr! Immer mehr!«*

Die grauen Herren können nur mithilfe einer Zigarre aus zusammengerafften und tiefgefrorenen Stundenblumen überleben. Verlieren sie diese Zigarre, lösen sie sich binnen Sekunden auf.

Ich fand den Film damals pädagogisch wertvoll. Kleines Mädchen rettet die Welt. Zeit ist im Neokapitalismus eine zunehmend wichtigere Währung. Glück besteht nicht automatisch aus Erfolg.

Marc ging hinaus, rauchen. Danach räumte er die Spülmaschine aus. Und wieder ein. Und zog mit dem Hund los. »Er schafft es nicht mehr, sich auf einen Film für seine Kinder einzulassen«, dachte ich enttäuscht. Weil ich wusste, wie launig früher unsere Filmnachmittage waren, wenn wir die alten *Winnetou*-Filme sahen, *Bud Spencer & Terence Hill* oder auch *Alf. Er schafft es nicht mehr …* Der giftigste Satz der Krankheit. Indem ich versuche, am Alten festzuhalten, rutsche ich in eine defizitäre Welt, aus der es kein schadloses Entkommen gibt, für ihn nicht, für mich nicht.

Dabei war Marc viel weiter als ich. Der Mediziner. Der Schicksalsahner. Er sah im Entschwinden der grauen Herren seinen eigenen Weg vor sich. Er wusste, er würde sich auflösen. Er würde zunehmend von *meiner* Zeit, von fremder Zeit leben müssen. Seine eigene Zeit verlor Bedeutung und Sinn, während die Welt sich weiterdrehte und man nebenan Straßen kehrte, Haare schnitt, Schildkröten fütterte. Er wusste, dass keiner Mitleid mit den grauen Herren hatte und alle das kleine Mädchen feierten, das nur aus Zuhören und Murmelaugen bestand. Deutlicher als in *Momo* kann man die Not von Alzheimer-Kranken nicht erzählen, obwohl das sicherlich nicht Michael Endes Intention war, als er 1973 die Zeitgeistkritik schrieb. Und deutlicher kann man die Paar-Hilflosigkeit auch nicht fühlen als damals, als ich allein mit den Kindern vor dem Fernseher saß, während mein kranker Mann durch die Straßen zog.

Er ahnte seinen Weg voraus, ich, die Angehörige, verglich das Potenzial des Kranken mit dem früheren Potenzial des Gesunden – und natürlich verlor der Kranke gegen den Gesunden. Was für ein unfairer Wettkampf! Und was für ein einsames Paar. Vereint in der Hilflosigkeit, getrennt durch die Einsamkeit.

Ich weiß nicht, was schlimmer ist bei Alzheimer, die Einsamkeit oder die Hilflosigkeit. Nur eines weiß ich: Das Schlimmste ist nicht der medizinische Aspekt der Krankheit. Die allgegenwärtigen Wörter Plaques-Bildung, Phospho-Tau, Amyloid-beta A4 wuchern wie eine Dornenhecke das Schloss zu, um das es eigentlich geht, nämlich den finalen Satz: Am Ende wird er sterben. Und diesem Sterben werden wir zusehen müssen.

Wenn Neurologen, Fachärzte, Geronto-Psychiater ihre Hilflosigkeit verbergen wollen, dann werden sie korrekt. Medizinische Hilflosigkeit zeigt sich im Formalismus und in der Empathieferne. Bei wie vielen Ärzten haben wir gesessen, bis wir den fanden, der uns wie ein Kapitän sicher durch den Sturm steuerte. Dieser Arzt hat uns mit einer Ehrlichkeit beschenkt, die aus Erfahrung und Humanität gebacken wurde. Er zeigte sich oft unsicher, hilflos, ratlos; von ihm habe ich kein einziges Mal eine Floskel gehört, wohl aber so manches Mal: »Das weiß ich jetzt auch nicht, das müssen wir ausprobieren«, »Wir machen, was wir können, aber wir machen nicht alles, was geht«, »Wir schaffen das gemeinsam«. Einen Arzt an seiner Seite zu wissen, der zu seiner Hilflosigkeit steht, ist das größte Privileg, das man bei einer todbringenden Krankheit erleben darf. Wir konnten uns an seine Hilflosigkeit anlehnen. Sie bezog sich indes nie auf medizinische Dinge, da war er sicher: Er jonglierte mit den Medikamenten wie ein Hütchenspieler. Am Ende der Runde lag immer unter einem Becher eine Pille. Aber die große, die eigentliche, die existenzielle Hilflosigkeit, die war er nicht gewillt zu überspielen, dazu war er zu wahrhaftig. O Gott, fände er das Wort jetzt kitschig. Am Ende läuft doch alles auf einen frühen Tod hinaus. Und diese Tatsache kann man nicht souverän wegsprechen, auch nicht, wenn man zehn Jahre Medizin studiert hat.

In der letzten Nacht, als Marc lebte, rief ich den Arzt auf seinem Handy an. Er war im Urlaub. »Sollen wir die Geräte abschalten?« traf ihn an der Côte d'Azur bei einem Glas Rosé. Sein »Ja, das sollen Sie« bündelte fünf Jahre Arzt-Patienten-Beziehung und ließ dabei auch mein Leben nicht außer Acht. Er kannte Marcs Einstellung zum Leben und zum Sterben und war entschlossen, diesen Wunsch so fest in ein »Ja, das sollen Sie« zu verpacken, dass er Realität werden durfte. Die Krönung seiner Medizin – kann man das eigentlich sagen bei Alzheimer? – lag in diesen vier Worten: »Ja, das sollen Sie.« Dass er am nächsten Tag noch mal bei mir anrief und sich erkundigte, wie es mir ging, erinnerte mich daran, wie Marc als Arzt gewesen war. Er vergaß nie, Angehörige seelsorgerisch zu betreuen, wenn einer seiner Patienten gestorben war. Und wenn er nur eine Zigarette mit ihnen rauchte. Kurz nachdem wir uns kennengelernt hatten, ging er täglich »beiläufig« bei einer Frau vorbei, deren Mann gerade gestorben war, um zu schauen, wie es ihr ging. In dieser Beiläufigkeit liegt Heilung. Und manchmal liegt sie auch in vier Worten.

Die vierte Gruppe der Hilflosen, neben dem Kranken, den Familienmitgliedern und den Ärzten, sind die vielen Freunde, Bekannten, Nachbarn, Erschrockenen, die gern etwas tun möchten – aber was? Ich habe mir im Laufe der Krankheit einen effizienten Bettelstil antrainiert: nach konkreten, umsetzbaren Dingen fragen, die entlasten. Und immer schauen, dass man die richtige Zielgruppe trifft. Den Notar ließ ich die Patientenverfügung überprüfen, und als Marc einmal 37 Stunden unauffindbar war, telefonierte er auch gleich mit dem Einsatzleiter der Hamburger Polizei. Beide Seiten waren heilfroh, mit unbeteiligten Profis sprechen zu können. Das half. Meine engste Freundin, die am weitesten weg wohnt, telefonierte Hamburger Pflegeheime ab, als es an der Zeit war, Marc unterzubringen. Die gelernte Journalistin konnte Storytelling aus dem Effeff – wir hatten drei Tage später einen Platz. Drei Tage! Andere brauchen dafür Monate. Meine Schwester, einfallsreiche Rechengöttin, brachte unsere Finanzen auf Vordermann. Ich weiß nicht, was es für diese Arbeit mehr gebraucht hat: BWL, kreatives Denken oder Penetranz. Ihre Lösungen waren so unkonventionell, dass sämtliche Steuerberater, Rechtsanwälte und Finanzberater, die ich dazu befragte, den Kopf schüttelten: Das wird eh nicht gehen, vergiss es.

Barbara hat mich angemotzt, es trotzdem zu versuchen. Angepöbelt. Angeschrien. Ihre Hilflosigkeit bekam durch Ausdauer und Aggression einen anderen Aggregatzustand – der sich rein monetär auszahlte und damit auch noch therapeutisch wirkte. Mir half die finanzielle Absicherung, nicht den Verstand zu verlieren. Ich werde in diesem Leben nicht zurückgeben können, was ich ihr schulde.

Das Netz der Freunde zu strapazieren, ist das beste Mittel gegen das Durchdrehen. Und: So groß ist die Strapaze für den Freundeskreis auch nicht. Denn längst beschäftigt sich die Wissenschaft mit der heilenden Wirkung von Empathie und Fürsorge. Um rund 100 Studien zusammenzufassen: Anderen zu helfen, verlängert das eigene Leben. Empathie zu haben und anderen zuteilwerden zu lassen, ist ähnlich gesundheitsfördernd, wie mit dem Rauchen aufzuhören. Und die Wissenschaft ist inzwischen dabei, immer mehr Details zu belegen: Hilfsbereite Menschen haben seltener Schnupfen (oder Infekte), und wenn, dann klingen diese schneller ab – obwohl eine erhöhte Hilfsbereitschaft ja oft mit erhöhtem Sozialkontakt verbunden ist, also eigentlich schnupfenförderlich sein müsste. Botenstoffe wie die Interleukine, die bei einer Infektion vermehrt vom Körper produziert werden, um die Fremderreger in Schach zu halten, sind bei mitfühlenden, helfenden Menschen in signifikant höherer Anzahl vorhanden. Evolutionärer Karmaausgleich: Wer hilft, dem wird geholfen.

Helfen ist ein Impuls, den alle Menschen in sich haben. Man kann anderthalb Jahre alte Babys dabei beobachten, wie sie Hilfe organisieren und versuchen zu trösten, wenn andere Kinder neben ihnen weinen. Und eine Nonnenstudie aus dem Jahr 2001 hat herausgefunden, dass Nonnen, die in jungen Jahren hilfsbereiter waren als ihre Mitschwestern, im Schnitt sieben Jahre länger lebten. Nonnen eignen sich für solche Untersuchungen deswegen so gut, weil sie dasselbe essen, fast dieselbe Arbeit verrichten, kein allzu individuelles Privatleben führen, keine Kinder haben, also kurz: gut vergleichbar sind. Andere Studien gehen von einer höheren Lebenserwartung von bis zu zehn Jahren aus.

Man lebt länger, gesünder und zufriedener, wenn man hilft. Was für eine Erkenntnis in Zeiten, in denen jeder seinen eigenen Instagram-Kanal füllt und das Miteinander und die Redlichkeit sich auflösen wie die grauen Herren in *Momo*. Aber tatsächlich war es so: Der Handwerker, der unsere Lichter reparierte, die Freundin, die mit einem unserer Kinder mal wegfuhr, der gemeinsame Liederabend – ich hatte nie das Gefühl, dass meine Bitte um Hilfe etwas Aussaugendes hatte. Im Gegenteil: Was wir während Marcs Krankheit im Überfluss zu geben hatten, war Selbstwirksamkeit, destilliert aus handfester Barmherzigkeit.

Am stärksten erlebten wir das Gefühl, als Marc für anderthalb Tage verschwunden war. Es war mitten in der Corona-Zeit, und am frühen Abend war er einfach nicht da. Der Hund schlief in seinem Körbchen, die Zigaretten lagen auf dem Tisch. Sollte man sich jetzt Sorgen machen oder erst das Abendbrot vorbereiten? Um 20 Uhr marschierten meine Freundin und ich zur nächsten Polizeidienststelle, denn ab 21 Uhr war es verboten, sich zu zweit auf der Straße aufzuhalten. Die junge Polizeibeamtin schaltete schnell, um 22 Uhr wurde ein Suchtrupp der Polizei losgeschickt. (Auch deshalb, weil ich, instruiert von einem klugen Freund und Arzt, angab, dass Marc unter Epilepsie litt. Nur Alzheimer wäre keine Fremdgefährdung gewesen. Wie gut, dass es Läuse *und* Flöhe gibt.) Man suchte mit Nachtsichtgeräten, Wärmebildkameras, Suchhunden. Und währenddessen ließ sich der Gitarrenlehrer meines Sohnes gemütlich bei uns nieder: Er passte die Nacht über auf, als wir vor Erschöpfung schliefen. Trank zwei Bier und las ein schlechtes Buch. Kurz vor sechs Uhr am nächsten Morgen weckte er mich: »Steh auf, ich muss los. Arbeiten.« Würde er mich morgen aus Äthiopien anrufen und fragen: Kannst du mich abholen?, ich flöge hin.

Morgens wurde eine Facebook-Gruppe gegründet: Jetzt half jeder, der zwei Beine hatte. Wer hatte Marc gesehen? Ein Schwarm von Hilfe flog bei uns ein: Der Medien-Verantwortliche der Hamburger Hochbahn ließ sein Bild in allen U-Bahnen zeigen. Mitschüler meiner Kinder fuhren mit dem Rad umher und verteilten Laufzettel oder klebten sie an Bäume. Die pragmatischste aller Nachbarinnen kam mit einem Kessel voll Nudeln und fetter Fleischsauce. Jawohl, Fleisch! Auf vegane, leichte Kost hatte keiner Hunger. Im Garten spielten die Väter mit unseren Kindern Volleyball, in der Küche wurden Teller gespült, Teller, Teller. Und jedes Mal, wenn ich die Geschirrspülmaschine anstellte, verriet mir das Geräusch: Du bist nicht allein. Nicht jeder wird zu jeder Zeit helfen können, aber immer wird einer da sein, der Zeit haben wird. Ich glaube, das war der wichtigste Tag in meinem Leben. Nachts um 22 Uhr fuhr ein Polizeiwagen vor, man hatte ihn gefunden. Eine Mischung aus Facebook-Gruppe und Polizei hatte ihn in einem weit entlegenen Stadtteil dingfest gemacht. Wie man ihn überredet hatte, ins Auto zu steigen, ist mir bis heute ein Rätsel. Wahrscheinlich war er einfach nur dankbar, dass der Albtraum ein Ende hatte. Er war bei einstelligen Minusgraden in 35 Stunden rund 75 Kilometer gelaufen, immer in der archaischen Nicht-Wörter-Angst: Wenn ich mich jetzt hinsetze, erfriere ich. Ich kann aber keinen fragen, wo ich wohne, weil ich vergessen habe, was wohnen heißt. Ich weiß auch nicht mehr meinen Namen. Zumindest weiß ich nicht, dass es mir hilft, wenn ich jemand anderem meinen Namen nenne. Marc war zu dem Zeitpunkt so pathologisch hilflos, dass er sich nicht mehr anderen mitteilen konnte. Er wusste nur: Hinsetzen bedeutet erfrieren.

Jetzt fuhr man ihn heim, und weil Marc gefährlich unterkühlt war, drehten die Polizisten die Heizung voll auf. Ich lief ihm im Schlafanzug entgegen, die Straße war voll mit Freunden, keiner kümmerte sich um Corona-Regeln, die Polizisten wischten sich heimlich die Schweiß-Rinnsale aus den Innenseiten ihrer Polizeimützen. Dann setzen sie die Corona-Masken wieder auf. Es muss für sie ein schöner Dienst gewesen sein.

Sei herausragend, aber falle dabei nicht auf

Die Nacht war kalt und sternenklar,
Da trieb im Meer bei Norderney
Ein Suahelischnurrbarthaar. –
Die nächste Schiffsuhr wies auf drei.

Mir scheint da mancherlei nicht klar,
Man fragt doch, wenn man Logik hat,
Was sucht ein Suahelihaar
Denn nachts um drei am Kattegatt?

(Joachim Ringelnatz)

Meine Kindheit bestand aus Sprüchen, Gedichten und Aphorismen, obwohl meine Eltern keine Keksfabrikanten waren. Zu jeder Gelegenheit gab es eine passende Weisheit. Wurde ich nach meinem Mittagsschlaf geweckt, hieß es:

Raus aus Metz, Paris ist größer.

Schlug ich unerwarteterweise meinen Vater im Tischtennis, kommentierte er garantiert mit den Worten:

Nicht immer hält das rote Licht,
was es dem Wandersmann verspricht.

Ich kann einfach zu jeder Situation den passenden Spruch meiner Eltern sagen. Ich habe sie im höheren Alter mal gesammelt. Über 200 Stück, aus allen möglichen Kategorien.

Es gab bildungsbürgerliche Sprüche:

Wie an dem Tag, der dich der Welt verliehen,
Die Sonne stand zum Gruße der Planeten …

Zu Dionys, dem Tyrannen schlich
Möros, den Dolch im Gewande …

Quod licet Iovi, non licet bovi.

Angebersprüche:

Wer Opel fährt, nimmt auch Trinkgeld.

Es konnte passieren, dass ich ein verschimmeltes Himbeermarmeladenglas öffnete und meine Mutter Schiller zur Ablenkung und Verharmlosung zitierte:

Und der Mensch wage niemals zu schauen, was die
Götter gnädig bedecken mit Nacht und Grauen.

Wenn Freunde dabei waren, schauten sie meist etwas entgeistert, schwiegen aber diskret und eingeschüchtert. *(Hättest du geschwiegen, wärst du ein Philosoph geblieben.)* Mein Mann wusste vor seinem ersten Antrittsbesuch, was meine Eltern von ihm hielten.

Die Männer sind alle Verbrecher
Ihr Herz ist ein finsteres Loch
Hat tausend verschied'ne Gemächer
Aber lieb, aber lieb sind sie doch

Erst im Erwachsenenalter wurde mir klar, was für eine prägende Wirkung diese Kurzweisheiten, die nicht immer Weisheiten waren, hatten. Sie umspülten meine Kindheit, wie der Zucker eines Lollis permanent die Zähne umspült. Und brachten mir in netter Reimform die Wertewelt bei, die sich meine Eltern für uns wünschten. Gleichzeitig wurde die Konversation kreativ verfremdet und stark vereinfacht. Eigentlich hatten wir mit diesen 200 Sprüchen so eine Art Familien-Geheimcode, den niemand so richtig verstand, der aber immer funktionierte. Noch heute fragt mich meine Tochter manchmal: »Und was hätte jetzt Großvater zu unserem Mittagessen gesagt und zu meinem Zeugnis?« Ich kann ihr dann wie aus der Pistole geschossen antworten: a) *eingelegte Kellerstufen* und b) *Du lernst für die Schule, nicht für das Leben.*

Was erst einmal herzerfrischend schräg klingt, hatte aber auch eine tiefere Dramaturgie, einen zweiten Sinn. Sprüche helfen, weil man sich hinter ihnen verstecken kann. Ich ahne, dass mein Vater auch oft aus reiner Faulheit einen Spruch raushaute, einfach so, als soziales Geräusch. Alle lachten (oder stöhnten), wenn er in Anlehnung an Fontanes *Archibald Douglas* deklamierte:

Ich hab es getragen sieben Jahr'
und kann es nicht tragen mehr.
Wo immer die Welt am schönsten war,
da ist sie nun öd' und leer.

Aber keiner fragte: Und was meinst du? Was hast du Schweres getragen in deinem Leben? Die Sprüche waren seine perfekte Tarnung. Und sie waren ein Quell steter Ambivalenzen. Denn natürlich widersprachen sie sich alle naselang.

Entweder man macht eine Sache,
oder man lässt sie bleiben.

Gelobt sei, was hart macht.

Schnauze, weiter schwimmen,
in Amerika wird gehalten.

Im Sitzen verliert die Arbeit ihren Charakter.

… ist etwas völlig anderes als:

Sage nicht alles, was du weißt,
aber wisse immer, was du sagst.

Es gibt viele Dinge zwischen Himmel und Erde, von denen sich deine Schulweisheit nichts träumen lässt.

Diese Doppelbotschaften können einen als Kind entweder kirre machen oder einem die große bunte Vielfalt der Welt erklären. Ich glaube, bei mir war es beides.

Ich bin erzogen worden mit den Glaubenssätzen »Sei herausragend«, aber »Falle dabei nicht auf«. Einerseits »Du bist doch wer«, andererseits »Halte andere nie für dümmer, als du selber bist«. So. Und welcher Spruch hat jetzt bitte recht? Welchen soll man sich für sein Leben merken? Oder kurz: Wie löffelt man mit einem Sieb Suppe?

Ich glaube, in meiner Herkunftsfamilie ging es schon oft um Erfolg und Leistung. Aber es gab eben auch diese andere Aufforderung: Sei sittsam. Woher kam das? Aus einem uralten europäischen Geschlechterideal.

Es gibt bei uns Mädchen und Frauen in der Kulturgeschichte ein komisches Reinheitsgebot, das lautet (unausgesprochen): »Erfolg macht unrein.« Jahrhundertelang war das Idealbild einer Frau still, gütig, schön. So wie die Prinzessinnen im Märchen. Die sind lind und hold und dumm. Und wenn sie arbeiten, so wie die Goldmarie, Rapunzel oder Schneewittchen, dann bitte in Selbstbeherrschung und Demut. Einen Erfolg feiern, egal wie man Erfolg definiert, ist bei *Hans im Glück*, dem *Fischer und seiner Frau* und dem *Gestiefelten Kater* Männersache. Das, was mir in den vergangenen Jahren widerfahren ist, ist die Bewältigung und Auflösung eines solchen *Double Bind*. Sei herausragend, aber rage nicht zu sehr heraus.

Das ist nichts anderes als die Sprüche meiner Eltern. Nur nicht so originell. Und: Der Bezug fehlt. In den Sprüchen meiner Kindheit steckte auch immer eine Dezentrierung. Kommentiert man mit einem jederzeit wiederholbaren Spruch eine Individualerfahrung, kann das narzisstisch kränken – oder trösten. Mit der Relativierung wird die Kränkung einer schlechten Erfahrung gebändigt und der Hochmut einer guten gezügelt. Ich merke, wie ich heute ständig nach Bezügen suche. Das ist keine Bildungshuberei, sondern ein starkes Werkzeug der Relativierung. Aber ich merke auch, wie es immer weniger allgemeingültige Bezüge, einen Lebens-Kanon gibt, weil die Masse an Informationen, die wir tagtäglich aufnehmen, zu unübersichtlich groß geworden ist. Damit geht ein wichtiges Werkzeug verloren, sich selbst zu trösten. Also schweigen wir lieber laut: Danke, alles gut.

Ein guter Freund von uns zieht sich zurück, als seine Freundin erkrankt. Ha! Nach fünf Jahren Dauersorge um Marc bringt er uns heute um die Gelegenheit, mit Barmherzigkeit zurückzuzahlen, was er gab. Ein anderer fürchtet, seiner Frau gegenüber »illoyal« zu sein, wenn er erzählt, dass sie (ebenfalls an Demenz) leidet. Illoyal? Bedeutet, keinen Respekt und keine Treue zu zeigen. Was ist daran respektlos, zu sagen: Mein Partner ist krank? Worin besteht der Treuebruch? Woher kommt die tiefe Scham, über Krankheit und Versehrtheit zu reden? Ist es die Natur, die ein Rudel angreifbarer macht, sobald ein Mitglied desselben versehrt auftritt und sich damit den Fressfeinden als einfache Beute feilbietet? Oder ist es Kultur, ein zutiefst verankerter Glaubenssatz, dass man sich zwar um Alte und Kranke zu kümmern habe, Gott aber vor allem an den Erfolgreichen und Gesunden sein Wohlgefallen hat? Im Pietismus ist es verpönt, sein Schicksal wenden zu wollen, wer das versucht, versucht auch gleichzeitig Gott. Wir (Frauen, das sind wir doch meist, die die Kranken pflegen) haben also über Jahrhunderte gelernt, dass wir Kranke eher verstecken, als sie zu integrieren. Dass wir ergeben die Herausforderungen des Lebens *erdulden*, statt sie für uns ertragbar zu *formen*. Das ist soziologisch clever gedacht: Es entsteht dadurch ein Frieden im Außen und ein Unfrieden im Inneren – den man aber nicht sieht und maximal durch die erhöhte Einnahme von Antidepressiva bei Frauen ahnt. Wer Frauen ihre Vitalität nimmt, hält sie gefügig, aber macht sie krank.

Ich wollte nicht die Zweite sein, die in unserem System erkrankt. Deswegen habe ich mir im Außen die Hilfe geholt, die ich brauchte, um meinen Mann so lange zu begleiten, bis die Vertragsklausel »bis dass der Tod uns scheidet« so einigermaßen erfüllt war. Ich sehe nicht ein, warum wir ein Leiden-

Leben nicht ebenso teilen können wie ein Poser-Leben. Warum es mit Scham behaftet ist, einen Kranken zu haben, ihn zu zeigen, über ihn zu sprechen. Weil er dann seinen Wert verliert? Quatsch! Mein Mann hat zu keiner Sekunde seines Lebens Wert verloren. Hirn-Plaques, die Erinnerung an Geburtsdaten, Haustürschlüssel: All das hat er verloren, aber seinen Wert – *nie*! Er selbst hat definiert, was für ihn wertvoll war. »Bei euch zu sein, ist mir wertvoll genug. Und ein Bier«, hat er mir mal gesagt, als wir einen Film über Walter Jens sahen. Darauf haben wir geachtet. Immer genug Familie um ihn herum und ein Bier. Später wurde aus dem Bier ein guter Rum.

Der englische Philosoph Peter Goldie, Professor an der Universität von Manchester, beschreibt Trauer als eine transformierte Form von Geschichte. »Trauer ist erzählbar. Das ist vermutlich der entscheidende Punkt, um mit dem Tod eines anderen Menschen fertigzuwerden: Wir erzählen uns eine autobiografische Geschichte, und zwar so, dass sie uns Frieden bringt und für uns stimmt.« Insofern trauere ich, indem ich eine Geschichte schreibe. Und ich schreibe, damit die Trauer eine Form findet.

Manchmal trauere ich auch, indem ich mich in *meine* Konventionen, Sitten und Bräuche flüchte. Bezüglichkeit tröstet. Dann klugscheißere ich mich durch meine kleine Weltgeschichte und mache mir Gedanken, nicht immer kluge, aber immer meine. Auch das ist eine Form von getarnter Trauer: Bevor ich zu viel von mir preisgebe, zitiere ich Platon. Lenkt ab. »Wer heilt, hat recht«, sagte Marc als Arzt immer. Ich interpretiere seine Diagnostiktoleranz für mich so: Wenn Platon helfen kann, ein Problem für sich fassbarer zu machen, dann sei es so. Selbst dann, wenn man den alten Rhetor verkürzt, sinnentstellend wiedergibt, banalisiert, verinstagramt.

Wer heilt, hat recht. Und: Man gibt auch durch seine Flucht etwas von sich preis. Aber katalysiert. In wohldosierten Portionen, die man zu kontrollieren vermag.

Wenn ich mit den Sprüchen meiner Kindheit begonnen habe, muss ich mit ihnen auch enden. Mein Vater hatte immer einen parat, wenn ich in Mathe eine Sechs schrieb, mein Freund mich verließ oder die Kacke so richtig, richtig am Dampfen war.

»Denke immer daran«, sagte er dann, »das Leben ist eines der schönsten.«

Ja, Papa. Du hast recht. Man sieht es nur nicht immer. Das ist der Mist.

Ein versteckter Burnout

Wir sitzen im Garten, eine Freundin und ich. Ein halbes Jahr nach Marcs Tod. Die Sonne scheint. Käffchen. Und der Hund liefert sich mit den Eichhörnchen auf dem Apfelbaum ein hilfloses Scharmützel. Das Eichhörnchen ist ihm himmelhoch überlegen. Ich schenke Kaffee nach. Da wird aus dem Scharmützel plötzlich ein Gefecht. »Du warst ja auch lange krank – als Marc noch Alzheimer hatte«, sagt die Freundin. Ich überlege: Eine Lungenentzündung, zwei Wochen, einmal Corona, drei Tage, was meint sie? »Na, du hattest ja auch einen Burnout.« Das Wort macht wacher als fünf Tassen Kaffee. Und mein Blutdruck klettert eichhörnchenschnell in die Höhe. »Nee, wieso? Ich war doch am Start?« Ich mag das Wort Burnout nicht. Weil es veropfert, verkleinert, Selbstwirksamkeit nimmt. Ich bin früher als Leichtathletin 400 Meter gelaufen, manchmal mit vom Muskelkrampf verbogenen Fingern, Asthmatikerlunge und Aufregungskotze vor dem Startblock. Es war großartig. Weil man sich körperlich nie wieder so spürt wie in dem Moment, wenn einem die Kräfte, der Sauerstoff, das Adrenalin, die Glukose ausgehen – und man trotzdem ans Ziel kommt. Wenn man hinterher auf der Tartanbahn liegt und stirbt.

Und lebt. Wenn man sieht, metergenau, was man geschafft hat, ohne dass einen jemand dazu gezwungen hätte, ohne dass es sinnvoll wäre, ohne dass es einen im Leben weiterbrächte. Schon sinnbildlich sind die 400 Meter sinnlos: Man kommt genau da an, wo man gestartet ist, nur unendlich kaputt, unendlich erleichtert.

Die zehn Jahre Leistungssport haben mich mehr geprägt als die Erziehungsideale meiner Eltern, obwohl mir beide dasselbe eintrichtern wollten: Anstrengung allein ist nicht schlimm. Man kann mit Training immer besser werden. Härte kommt von Härte. Und: Man läuft nie allein. Irgendjemand steht immer am Rand und feuert an.

Und so hilflos dieser Vergleich ist: Ein paarmal habe ich mir ausgemalt, an welchem Punkt der 400 Meter wir mit Marcs Krankheit stehen. Am Anfang der Diagnose: Beschleunigung, da muss man sehen, dass man in den schnellen Tritt kommt, sonst ist das ganze Rennen versemmelt. Also: Arztsuche. Mit den Kindern sprechen. Hilfe suchen. Hilfe annehmen. Jede Hilfe annehmen, auch wenn sie nervt. Nach zwei Jahren sind wir ungefähr bei 200 Metern: gut eingespielt, fast Maximalgeschwindigkeit. Danach fängt der anaerobe Bereich an: der Teil des Laufes, den man mit Sauerstoffschuld läuft. Die Beine werden hart. Der Alltag auch. Egal: Noch eine Kurve, dann kann man irgendwann in weiter Ferne schon das Ziel sehen. Und jetzt heißt es: nur noch dieses Ziel fixieren. Nur das *Schaffen, Wollen, Werden* im Kopf haben. Nicht nach links und rechts schauen. Die anderen kämpfen auch, und das zu sehen, macht langsam.

Nach fünf Jahren Pflege lag ich hinter der Ziellinie. Und lebte. Wo war bitte jetzt der Burnout?

»Du hattest einen versteckten Burnout«, sagt die Freundin. Ruhig. Nicht böse. Überzeugt. »Nicht diagnostiziert.«

Das schlimmste Tabu für eine Witwe ist es, glücklich, erfolgreich oder zufrieden zu sein. Das macht sie unkontrollierbar und damit zu einer sozialen Gefahr. Männer dürfen, nachdem ihre Partnerin verstirbt, schnell wieder heiraten, wer kümmert sich sonst um die Kinder und den Haushalt? »Über das Jahr nahm sich der König eine neue Frau«, heißt es im Märchen. Von Witwen ist da keine Rede. Die haben doch jetzt erst mal ganz andere Sorgen. Die Kinder. Das Geld. Der Alltag. Was sollte da noch ein Mann? Es wäre ein Tabu, ein Sakrileg, wenn ich mich zu schnell neu binden würde.

Aber was ist überhaupt – ein Tabu? Tabus bewahren vor einem Diskurs oder einer Auseinandersetzung innerhalb der Gruppe. Sie schützen die Gemeinschaft. Sie sind älter als die Gesetze. Und sie haben eine Art Immergültigkeit, die ein neuer Herrscher, eine neue Regierung nicht einfach umstoßen könnte.

Der Begriff »Tabu« kommt ursprünglich aus dem polynesischen Wortschatz und beschreibt den ältesten Gesetzeskodex der Menschheit. Es meint so ziemlich das Gegenteil von »noa« – gewöhnlich – und meinte damals etwas anderes als Moral oder Einschränkungen, die auf einen Gott zurückgingen, sondern sie bezogen sich auf Verbote, die sich von selbst verstanden und die weit vor die Zeit der Götter zurückreichten. Sigmund Freud hat in seiner Abhandlung »Totem und Tabu« 1913 fünf Tabuziele ausgemacht:

a. den Schutz bedeutsamer Personen (Häuptlinge, Priester)
b. die Sicherung der Schwachen und Hilflosen
c. den Schutz gegen Gefahren, etwa im Umgang mit Leichen oder Essen
d. den Schutz wichtiger Lebensakte (Geburt, Heirat, Sexualität)
e. den Schutz ungeborener oder kleiner Kinder

»Wer ein Tabu übertreten hat, der ist dadurch selbst tabu geworden«, schreibt Freud, »es handelt sich also um eine Reihe von Einschränkungen, denen sich diese primitiven Völker unterwerfen, ... Sie sind überzeugt, daß eine Übertretung sich von selbst auf die härteste Weise strafen wird.«

Ich nehme mal an, auf mich trifft Tabuziel b zu, die Sicherung der Schwachen und Hilflosen. Ich bin jetzt Witwe und als solche fast schon selbst ein Tabu, wenn ich nicht schwach oder hilflos auftrete. Also muss wenigstens ein »nicht diagnostizierter Burnout« her, sonst bin ich nicht zu ertragen. Witwen dürfen nicht 400 Meter laufen, sie dürfen nicht kaputt, aber selbstwirksam an die Zeit ihres Laufes zurückdenken. Sie müssen kriechen. »Ein Mensch, der ein Tabu übertreten hat, wird selbst tabu, weil er die gefährliche Eignung hat, andere zu versuchen, daß sie seinem Beispiel folgen. Er erweckt Neid.« Sagt Freud. Er hat leicht schreiben. Er starb vor seiner Frau.

Ich weiß auch von keinem Beispiel eines bedrohlichen Witwers. Das Problem sind die Frauen. Kulturell und zu aller Zeit.

In Griechenland war es üblich, dass Hinterbliebene lebenslang schwarze Kleidung trugen. Balinesische Witwen lächeln angesichts des Todes, sie haben Angst, dass gezeigte Trauer gesundheitlichen Schaden anrichten könne.

In Indien unternimmt noch heute jede dritte Witwe einen Selbstmordversuch. Die Teilnahme am gesellschaftlichen Leben ist ihr verboten. Nach dem Tod ihres Mannes muss sie sich den »Bindi«, den roten Punkt über der Nasenwurzel, wegschrubben, die Blumen aus dem Haar nehmen und die traditionellen Armreifen von ihren Handgelenken abschlagen. Und wenn man morgens auf dem Weg zur Arbeit einer Witwe begegnet, sieht die Konvention vor, dass man den

Blick senkt und sofort nach Hause umkehrt, um die Strecke danach erneut, aber witwenfrei, zurückzulegen. Auch die traditionelle Witwenverbrennung, das freiwillige Folgen auf seinem Scheiterhaufen, wird hin und wieder heute noch praktiziert – der indische Tourismusverband ist nicht ausdrücklich dagegen, Folklore und so.

In Deutschland ging es da noch gemäßigt zu. Die Witwe im 19. Jahrhundert war beides: Bedrohung und zugleich Personifizierung von Freiheit und Unabhängigkeit. Es gab Kleiderregeln (Volltrauer: sechs Wochen komplett schwarz, ein Jahr Halbtrauer: schwarz mit weißen Accessoires, und Abtrauer: Schmuck war wieder erlaubt). Es gab einen Benimmkodex – aber es gab auch ungewöhnlich viel Freiheit für eine Witwe, vor allem wirtschaftliche, solange sie nicht um Almosen bitten musste. Sie war für ihre Zeit ungewollt und ungewöhnlich emanzipiert – und wurde deshalb durch Benimmregeln zu domestizieren versucht. Der Moralist und Staatsmann Theodor Gottlieb von Hippel befand schon 1774 in seiner Schrift »Über die Ehe«, dass die Witwe auch weiterhin ein anständiges Leben an der »Seite des Verstorbenen« zu führen habe. Die redliche Witwe sei eine einsame Witwe. Lediglich eine Ausnahme machte er: Junge, vermögende Witwen sollten wieder heiraten dürfen, um so ihrem künftigen Mann einen Anspruch auf ihr Vermögen zu ermöglichen. Nett von ihm.

Bis ins 19. Jahrhundert war es üblich, dass ein Pfarranwärter nicht nur die Pfarrstelle, sondern auch die Pfarrwitwe zu übernehmen, d. h. zu heiraten hatte, wenn er die neue Stelle antreten wollte. 1873 entstand der Begriff »schwarze Witwe« für eine Kugelspinnenart, die ihr Männchen unmittelbar nach der Begattung auffraß. 1861 wurde die Operette *Die lustige Witwe* komponiert, in dem höchst erfolgreichen Stück von Franz Lehár behauptet sich eine starke Frau.

Die Historikerin Sylvia Hahn schrieb 2000 in ihrer Abhandlung *Frauen im Alter – alte Frauen?*: »Die soziale und sexuelle Unkontrollierbarkeit der Witwen hatte also einerseits strikte Verhaltensmaßregeln bis hin zur Tabuisierung der Sexualität zur Folge, andererseits zog aber gerade diese Tabuisierung und Unkontrolliertheit eine verstärkte Erotisierung der Witwen nach sich. Dies wiederum ließ das *andere* Bild der Witwe entstehen, nämlich das der ›treulosen‹, ›männerverschlingenden‹, ›nachthungrigen‹ Witwe, das von der Kirche, über die Literatur bis hin zur Musik breit und ausführlich beschrieben worden ist und mittlerweile einem Mythos gleichkommt.«[6]

Der Hund hat den Kampf und die Nüsse des Eichhörnchens im Garten unterdessen erschöpft aufgegeben. Er liegt auf dem Rasen und schaut mich fragend an. Ich schaue fragend zurück. Bin ich jetzt ein Sakrileg, ein Tabu oder ein Mythos? Interessiert ihn nicht. Er will die Nuss.

In Deutschland, hier, heute, wird keine Witwe verbrannt. Soziale Regeln gibt es trotzdem. Ich werde zu keinen Pärchenabenden mehr eingeladen. Einfach gar nicht mehr. Ich bin eine bürgerliche Systemsprengerin wider Willen geworden.

Und nie in meinem Leben haben mich so viele Männer gefragt, ob sie mir in finanziellen Dingen beistehen sollen: »Du weißt schon, ... wenn du mal eine Überweisung machen musst. Oder auch wenn Gespräche mit der Bank anstehen ...« Bei Überweisungen! Gesprächen mit der Bank. Jahrzehntelang war ich der Finanzminister in unserer Ehe. Jetzt, wo der männliche Teil weggefallen ist, wird mir diese kaufmännische Kompetenz schlagartig abgesprochen. Marc hätte sich weggeschmissen vor Lachen. Mein Vater, ein hanseatischer Kaufmann, hätte nur stumm den Kopf geschüttelt, hat er uns doch schon als Kindergartenkind beigebracht, dass man niemals bürgt, Bankberater am Telefon freundlich abweist mit den Worten »Wissen Sie, ich zahle für mein Leben gern Steuern« und es »Devisen« und nicht »Divisen« heißt: »Die Wiesen – da stehen nur Kühe drauf …«

Gibt es für uns Witwen noch Tabus? Meine Kollegin hat mich vor Jahren einmal freundlich gefragt, ob es juristisch eigentlich möglich wäre, sich von einem entmündigten Ehepartner scheiden zu lassen – damit weniger Heimkosten anfielen. Das war ein richtig schönes, handfestes Tabu.

Ein Arzt riet weise zu einem Liebhaber oder wenigstens Rotwein am Abend. Auch nicht schlecht. Ein Freund schickte zu Weihnachten einen Vibrator. Dann schon lieber einen nicht diagnostizierten Burnout.

Die Tabus, denen wir hier unterliegen, sind subtiler als damals in Polynesien, aber sie sind da, und sie sind mächtig. Der, der sofort verstanden hätte, was ich meine, ist jetzt tot. Marc arbeitete als Nephrologe in einem tagtäglichen Bereich der Tabulosigkeit. Wenn ich ihn in der Praxis besuchte, standen dort schamfrei die Sammelurinkanister auf seinem Schreibtisch. Fassungsvermögen: vier Liter. Dass ich das überhaupt bemerkte, überraschte ihn. Genauso, wie es ihn bei uns zu Hause staunen ließ, wenn mein Vater mich viermal zurückschickte, weil ich ihm den falschen Löffel brachte: »Nein, das ist ein Saucen-Gourmetlöffel … nein, und das ist ein Tassenlöffel … nein, das ist ein Kinderlöffel, Herrgott, du wirst doch wohl in der Lage sein, mir einen *Menülöffel* zu bringen?«

Bei uns zu Hause waren kulturelle Tabus schlimmer als existenzielle. Wer Fisch mit Messer und Gabel aß, die Kartoffeln oder den Salat schnitt oder Eier mit einem versilberten

Eierlöffel zu löffeln versuchte (der im Ei enthaltene Schwefel lässt das Silber anlaufen, und schmecken tut es auch nicht. Deswegen gibt es Eierlöffel aus Perlmutt), verletzte ein Etikettentabu und wurde damit zeitgleich zu einem solchen.

Marc war Benimm um des Benehmens willen wurscht. Aber niemals hätte er seinen Rasierer mit mir getauscht (Mikroverletzungen), niemals hätte er einen Obdachlosen nicht behandelt, auch wenn er stank, niemals hätte er beim Angeln einen untermaßigen Barsch getötet. Ehrensache.

Theologen erkennen in der tagtäglichen Seelsorgearbeit eine Zunahme an Tabus. Grund sei die abnehmende Religionszugehörigkeit, die instabiler werdende Familienstruktur, die wachsende Mobilität. Wer sich nicht in einer größeren Gemeinschaft verortet fühle, verliere an Gewissheit und gleiche diese durch scheinbare Gebote und Verbote aus. Wir bahren unsere Angehörigen nicht mehr wie früher auf. Der Bestatter kommt auch in der Nacht, um die Toten abzuholen, wenn sie nicht gleich im Krankenhaus sterben. Wir verlieren kaum noch Kinder unter der Geburt. Die Zahl der Kriegsopfer ist niedrig – das Sterben wird an Sterbespezialisten wegdelegiert. Wer hat heute schon Totenflecke gesehen, weiß, wie das letzte Atmen sich anhört? Kennt die Kälte eines Leichnams, wenn er einen Tag tot ist? Je entfremdeter das Sterben, desto schwieriger wird es, den Tod zu begreifen. Als meine Mutter starb, zeigte Marc unseren Kindern noch, wie man mit einem Toten umgeht: Man kann ihn streicheln, ihm einen letzten Häschenwitz erzählen und auch gern nachschauen, ob er unter der Decke etwas anhat – »Das alles macht dem Toten nichts mehr aus, aber hilft dir, den Tod zu begreifen«, erklärte er damals unserem Ältesten. Heute weiß ich: Marc ließ nicht zu, dass die Kinder den Tod nicht anfassten. Er wollte das Sterben nicht tabuisieren, weil er damals schon wusste:

Er wird vermutlich der Nächste sein, der angefasst wird und dem man einen letzten Häschenwitz erzählt. »Wir wissen, daß die Toten mächtige Herrscher sind; wir werden vielleicht erstaunt sein zu erfahren, daß sie als Feinde betrachtet werden«, schreibt Freud in *Totem und Tabu*. Marc, der Arzt, sah darin eine überholte Kulturform. »Es gibt kein Leichengift, also darf man Tote auch anfassen. Punktum«, war seine Art, die Immergültigkeit von Totenrespekt zu hinterfragen. Wir haben uns daran gehalten. Jeder von uns hat ihn zum Abschied gestreichelt. Und ich habe meiner Krankenkasse immer noch keinen Burnout in Rechnung gestellt.

Als ich mit einem Freund im Sommer essen gehe, wählen wir eine portugiesische Pinte im Hamburger Medien-Szeneviertel aus. Um uns herum lauter hippe, freie, woke Journalisten, die sich mit Blicken gar nicht einkriegen können, als wir unverfroren-dekadent eine Hummerplatte für zwei bis drei Personen bestellen. Die kostet fast 200 Euro – zum Mittagessen. Ich merke die Blicke im Rücken, auf der Schulter, am Innenohr – überall. Erst als der Freund scherzhaft, aber laut »Nun lassen Sie die Frau doch ihren Hummer essen, sie ist Witwe« sagt, konzentrieren sich die neugierigen Blicke wieder auf den nahe liegenden Teller. Ich lache künstlich und erkälte mich über die Schnelligkeit, mit der ich aus dem Blickfeld verschwinde. Witwen sind tabu. Selbst wenn sie Hummer essen.

»Das Leben sagt immer zugleich: Ja und Nein.«

Ein Arzt hat in Westdeutschland durchschnittlich 7,8 Minuten Zeit pro Patient. In dieser Zeit muss er ihn begrüßen, zum Reden auffordern, das gesundheitliche Problem seines Patienten erfassen, katalogisieren und diagnostisch einschätzen, ob ein abwendbarer Verlauf der Krankheit oder der Verletzung vorliegt. Der Patient wird deshalb nach durchschnittlich 15 bis 20 Sekunden durch eine erste Nachfrage unterbrochen. Studien aus der Schweiz[7] zeigen, dass Patienten für eine Erstschilderung ohne Unterbrechung 92 Sekunden bräuchten. Anderthalb Minuten. Im Mittelalter wurde Medizin als »ars agapatike«, als »Kunst der liebenden Zuwendung« verstanden. Aber so ist unser modernes Gesundheitssystem nicht konstruiert. Und in 7,8 Minuten steckt keine Zeit für Trost. Es gibt nicht mal einen ICD-Code im Ärzteverzeichnis, der Trost vergüten würde. Dabei ist das doch die erste Medizin, die man schlucken will, wenn man einem Arzt gegenübersitzt: Trost.

Manchmal muss ein toter Hummer am Strand das übernehmen, zusammen mit einer Flasche Champagner im Sand. Die Fotografie im Behandlungszimmer von Marcs Arzt wirkt auf mich aufreizend dekadent. Die Praxis im ganz und gar nicht großbürgerlichen Ortsteil von Hamburg ist bescheiden, unprätentiös und geschmacksfrei eingerichtet. Die *Bunte* liegt aus und das *ADAC Motorwelt Magazin*, Lesezirkel. Die Ärzte der Gemeinschaftspraxis tragen keine Kittel. Der Hinterhofparkplatz ist SUV-frei. Dünkel wird hier kleingeschrieben. Und dann kommt man in das Behandlungszimmer und sieht dieses Bild. Eine riesige Fotografie, die raffinierter nicht kuratiert sein könnte. Eine laszive Strandszene, keine Ahnung, wo, mit allen Insignien des maßlosen Konsums: Schampus, frühabendliche Sonne, sublime Erotik. Man erwartet, dass nebenan Thomas Mann im Liegestuhl schläft. Oder Grace Kelly. Und das im Untersuchungszimmer eines norddeutschen Neurologen, der sich auf Alzheimer spezialisiert hat. Mehr Provokation geht nicht. Mehr Trost auch nicht. Das Bild ist perfekt.

Ich traue mich in gut 60 Terminen nicht, ihn nach der Provenienz dieses Bildes zu fragen, aus Angst, es käme eine banale Antwort heraus, die den Zauber des Bildes zerstört: »Ja, das hat mir ein ehemaliger Patient geschenkt, mir gefällt es eigentlich gar nicht so sehr, ich muss es bald mal abhängen.« Jedes Mal, wenn ich mit Marc zusammen zu ihm fahre, schaue ich zuerst, ob das Bild noch hängt in seiner wunderschönen Verstörung. In seiner Einordnung unseres Leids. Ja, es gibt Alzheimer. Aber es gibt auch Champagner. Rainer Maria Rilke schreibt 1923 in einem Brief an seine Freundin: »Das Leben sagt immer zugleich: Ja und Nein.«

Und dieses Bild in einem Zimmer, in dem wir über die freiwillige Abgabe von Marcs Führerschein reden, einen neuen Pflegegrad, Tavor gegen Angstzustände, ist ein Lebens-Ja neben dem progredienten Lebens-Nein. Bis heute bedaure ich es, dass ich nicht heimlich das Bild abfotografiert habe, wenn der Arzt einmal kurz das Zimmer verließ. Der Strand. Die Dekadenz. Die bildhafte Sorglosigkeit. Ich habe mich nicht getraut, aus Furcht, dass es nur zu einem *Abbild* reichte und ich so meine Ehrfurcht vor der Dimension des Schönen verlöre. Das Bild tröstet in 7,8 Minuten Redezeit.

Dabei kann das eigentlich das Ohr besser als das Auge, *trösten.* Vielleicht weil der Seh-Sinn der deutlich intellektuellere ist. Mit dem Ohr fühlt man, mit dem Auge denkt man. Das haben auch psychologische Tests nachgewiesen: Setzt man Studenten an ein Telefon, können sie später die Gefühlslage ihres Gegenübers besser einschätzen, als führten sie dieselben Gespräche per Zoom. Mein alter Lehrmeister Günther Kress führte viele Interviews nur am Telefon. Erstens weil er weit weg wohnte, »und zweitens weil es kein intimeres Medium als das Telefon gibt«, erzählte er mir einmal. »Die Leute werden nackt am Telefon, weil sie sich nicht beobachtet fühlen. Dabei sitze ich in ihrem Ohr und höre zu.« Er saß mir oft im Ohr, als ich mich frisch nach meinem Volontariat einsam in Hamburg wiederfand. »Das Telefon tröstet mehr als der Brief, rufen Sie an.«

Trösten und Treue haben einen ähnlichen Wortstamm. Es gibt Übersetzungen, die »Trost« mit dem Bild übersetzen, »dem anderen vom Stamm seiner inneren Eiche abgeben«, das trifft es. Trösten kann nur, wer eine Haltung hat. Trösten heißt, das Anlehnen erlauben. Und trösten heißt heilen, auch wenn man nicht gesundet.

»Was Menschen trösten kann, ist der neuerliche Zugang zu Energien«, schreibt der Philosoph Wilhelm Schmid. Und dann zählt er auf, was alles diesen Zugang ermöglicht: »Sinn, Religion, Schönheit, Natur, erotische Lüste, Gewohnheiten, Gemeinschaft, lesen, schreiben, reden, Schlaf.« Das ist ziemlich präzise die Zusammenfassung der Strand-Fotografie im Arztzimmer, na ja, bis auf die Religion. Aber die hat ihr wichtiges Verkaufsargument des Trösten-Könnens in den letzten Jahren auch unfreiwillig eingetauscht gegen Attribute wie »starr«, »nicht für die Menschen«, »unzeitgemäß«. Schade eigentlich, denn damit nehmen wir Menschen uns eine Kraftquelle, die in früheren Jahrhunderten verlässlich da war, wenn es uns schicksalsmäßig an den Kragen ging. Religion ordnete ein und stellte in einen größeren Sinnzusammenhang. Wem das zu oberlehrerhaft war, bekam dazu gleich das passende Kollegium aus gestrandeten Schwächlingen oder Versagern der Bibel präsentiert: von Adam über Kain, Moses und David bis hin zu Petrus. Manchmal waren auch unverschuldet Gestrandete dabei: Hiob zum Beispiel. All diese Geschichten über das biblische Scheitern (und den vielleicht späteren Erfolg) halfen den Menschen früher, ihr eigenes Leben, ihr eigenes Leiden zu relativieren. Demut als Antidepressionsprophylaxe. Gab halt noch kein Tavor. Hilflose Eltern der Sechziger- und Siebzigerjahre kopierten dieses Prinzip mit dem Satz: »Denk an die armen Kinder in Afrika, die hungern, und es geht ihnen noch viel schlechter.« Da wir nicht wussten, was Hunger ist, versandete der Satz auf dem Weg ins Hirn. Aber wir kriegten als Subtext quasi beigebracht: Immer steht der Mensch in einem großen Zusammenhang, ist nur Teil eines Buches. Heute erziehen wir die Kinder eher zu kleinen Singularitäten – das ist toll, wenn sie frei und kreativ davon werden. Das ist erbärmlich traurig in Zeiten der Not. Konfessionslose Narzissten mit Klima-Angst sind eine untröstliche Zumutung für sich selbst. Auch die Kraftquelle Natur versiegt gerade (aber nicht nur) in Westeuropa, symbolisch und vor allem real. Natur bekommt heute einen bedrohlichen Unterton im Transzendentalen. »Ich gehe in den Wald, ich brauche Trost«, sagt heute kaum noch jemand außer Peter Wohlleben.

Als mich ein Freund fragte: »Was hat dich eigentlich in all den Jahren getragen?«, habe ich erst einmal burschikos abgewehrt: Die Stärke habe mir geholfen, die Alternativlosigkeit, die Notwendigkeit, das zu tun, was getan werden musste, gute deutsche Pflichtenethik eben nach Immanuel Kant.

Aber ich glaube, das war nicht Trost, das waren Durchhalteparolen. Das »Schnauze, weiter schwimmen, in Amerika wird gehalten« meiner Kindheit, das von Erwachsenen vorgelebt wurde, die den Krieg überstanden und überwunden hatten. Das kurzfristige Ergebnis ist das gleiche: Auch Durchhalteparolen schaffen einen neuerlichen Zugang zu Energien. Aber Trost verhält sich zu der Parole wie der Eintopf zu KFC. Hält länger vor. Ist gesund. Wird in Gemeinschaft genossen.

Deswegen sind für mich viele Trostmomente Momente des Nicht-Allein-Seins. Wenn mich ein Arzt in den Arm nimmt. Wenn eine Nachbarschaft meinen Mann sucht. Wenn unser Hund kommt und fragend winselt: Darf ich stören? Wenn meine Kinder neben mir auf dem Sofa sitzen. Wenn eine Penny-Verkäuferin fragt, wie es meinem Mann geht, und mich dabei ganz sacht berührt. Wenn meine Kollegen sich zusammenreißen, indem sie sich nicht zusammenreißen und so sind wie immer. Wenn meine Tante anruft. Wenn meine Schwester ein Handtuch für mich flickt, das 30 Jahre alt ist. Wenn mir die Ehefrau meines Arztes einen Apfelkuchen backt. Wenn mich ein Studienfreund aus Tübingen besucht, 800 Kilometer weit. Wenn mir meine Freundin per Fleurop Blumen schickt. Wenn mir meine Nachbarin die Haare tönt. Wenn unser Au-pair neben mir auf der Treppe sitzt und meine Trostlosigkeit aushält. Denn vielleicht ist der größte

Trost, den wir im Leben erfahren können, der, dass es ihn eigentlich gar nicht braucht.

Rainer Maria Rilke hat seine Freundin stärken wollen mit einem Brief, indem er genau das infrage stellte: den Sinn des Tröstens.

»Nicht sich trösten wollen über einen solchen Verlust, müsste unser Instinkt sein, vielmehr müsste es unsere tiefe schmerzhafte Neugierde werden, ihn ganz zu erforschen, die Besonderheit, die Einzigkeit gerade *dieses* Verlustes, seine Wirkung innerhalb unseres Lebens zu erfahren, ja wir müssten die edle Habgier aufbringen, gerade um ihn, um seine Bedeutung und Schwere, unsere innere Welt zu bereichern«, schreibt er an seine Brieffreundin Margot Sizzo-Noris-Crouy. Rilke war ganz und gar kein Todessucher, so wie der junge Werther. Und wahrlich auch kein Natur-Histrioniker. Aber er wollte Wahrhaftigkeit und die ganze Fülle des Lebens – zu der auch der Tod gehöre, egal, wie weit man ihn im Leben ausquartierte.

»Ein solcher Verlust ist, je tiefer er uns trifft, und je heftiger er uns angeht, desto mehr eine *Aufgabe* …: *Dies* ist dann unendliche Leistung, die alles Negative, das dem Schmerz anhaftet, alle Trägheit und Nachgiebigkeit, die immer einen Teil des Schmerzes ausmacht, auf der Stelle überwindet, dieser ist tätiger, innen wirkender Schmerz, der Einzige, der Sinn hat und unserer würdig ist.«[8]

Das Überwinden von Schmerz als einzige Sinnhaftigkeit der Sinnlosigkeit. Wir sitzen ein halbes Jahr nach Marcs Tod am Strand und haben den schönsten Sonnenuntergang der Welt vor der Nase. *In die Sonne schauen*, der amerikanische Schriftsteller und Analytiker Irving Yalom hat mit diesem Titel ein Buch über die Angst vor dem Tod geschrieben. Ich finde, auch das tröstet. Wenn einen die Sonne nicht durch Blendung zwingt wegzuschauen, dann ist das eine *Überwindung auf der Stelle*. Ein Moment seltener Ruhe. »Mama, fährst du mit uns nach Auschwitz?«, fragen mich meine beiden Jungs. Ich höre für einen Moment auf, die Sonne zu sehen. Ich war noch nie in Auschwitz. Ich kenne kein größeres von Menschen gemachtes Elend. Soll ich da mit meinen Kindern hin, so kurz nachdem sie schon eine ganz ordentliche Portion Elend erlebt haben? »Sie sollen«, sagt mein Arzt später, »Ihre Kinder suchen eine äußere Form für ihr Leid im Innen. Sie suchen einen *Ausdruck*, eine Versinnlichung, und damit geben sie den letzten fünf Jahren einen Sinn. Und sie suchen die Gewissheit, dass diese Zeit ein Atom war, gegen jeden einzelnen Tag, den man in Auschwitz erlebte. Auch das ist eine Relativierung von Trauer. Auch das ist Trost.«

Also setze ich mich mit meinen stumm, blind und taub trauernden Kindern hin. Wir erbarmen uns einer Dokumentation, die Paul Celan 1955 betextete: »Auch ruhiges Land, auch ein Feld mit ein paar Raben drüber, mit Getreidehaufen und Erntefeuern, auch eine Straße für Fuhrwerke, Bauern und Liebespaare, auch ein kleiner Ferienort mit Jahrmarkt und Kirchturm kann zu einem Konzentrationslager hinführen.« Es ist eine eigenartige Stimmung in unserem Wohnzimmer. Wir sehen die schlimmsten Bilder, die eine Kamera einfangen kann. Wir hören von dem größten Leid, das Menschen zugefügt wurde. Es ist ein monströser Moment der Superlative. Keiner atmet mehr, als er müsste. Selbst die Handys, sonst widerliche Indizien einer zerfaserten Kultur, haben begriffen und schweigen. Wir sitzen da und starren auf den Bildschirm und haben sie gefunden: die Form. Den Ausdruck. Die Versinnlichung und damit den Sinn unserer Trauer. Jedenfalls für einen kurzen Augenblick. Danach reden wir miteinander, als ob wir ein Körper, ein Geist, eine Seele wären, bis in die Nacht. Eine vollendete Form von Intimität, inmitten von Trauer und Trost. Was für ein Geschenk.

Egoismus lernen

Einer der hilfreichsten Sätze im Jahr nach Marcs Tod war der meines Arztes: »Passen Sie auf: Man wird Ihnen den schnellen Tod Ihres Mannes neiden.«

Hilfreiche Sätze detonieren. Wie in Hiroshima. Erst kommt ein Verdichtungsstoß, der Druck und Temperatur stark erhöht, die eigentliche Detonation erfolgt später. Hilfreiche Sätze zerstören konsequent, im besten Fall eine Konvention, einen Glaubenssatz, einen Bullshit, der sich so über die Jahrhunderte gerettet hat, den man nicht braucht.

Kann man einen schnellen Tod *neiden*? Was heißt das? Trauere ich weniger stark, weil mein Mann schnell gestorben ist? Bin ich deshalb weniger hilfsbedürftig, versehrt, bin ich gar sozial angenehmer? Gibt es den anderen die Erlaubnis, mich monatelang mit Erbsensuppe – »Ich dachte, etwas Warmes tut euch gut.« – vollzupumpen? Wir hassen inzwischen Erbseneintopf. Weil er am Anfang so regelmäßig wie übergriffig kam. Erst warf ich ihn heimlich in den Garten, und als der Hund anfing, danach zu buddeln, schmiss ich ihn ins Klo. Ja, ins Klo! *Weil man es nicht darf!* Und genau deshalb war es so heilsam. Ich schiss buchstäblich auf das Mitleid, das ich gleichzeitig brauchte. Mich machte es zornig, dass wir nach außen erbsensuppenbedürftig aussahen. Mich freute dagegen jede Augenbraue, die sich indigniert hochschob, wenn der Mund darunter den verlogenen Satz »Gut ... siehst du irgendwie aus« aussprach. Einzeln verrückte Augenbrauen sind ein deutlicher Indikator für den überproportional hohen Wahrheitsgehalt des Satzes meines Arztes. »Man wird Ihnen den schnellen Tod Ihres Mannes neiden.«

Ich habe mich zuweilen an dem Gedanken ergötzt, dass ich es schaffen werde. Die Vorstellung, dass ich die bisher größte Aufgabe meines Lebens meistere, war wie ein Teddybär, den kleine Kinder als Übergangsobjekt nutzen, war wie das Handy, das Jugendliche brauchen, um sich nicht allein zu fühlen. »Ich schaffe das« ist potenter als jede Erbsensuppe. Das ist nebenbei auch wissenschaftlich erwiesen. Trauernde Hinterbliebene sind zu einem Großteil so, wie sie sich die Gesellschaft nicht vorstellen mag: weiterlebend, mitunter heiter, stark und unvorstellbar normal.

Einer der größten Trauerpsychologen unserer Zeit, George A. Bonanno, sagt: Ungefähr zehn bis 15 Prozent aller Trauernden trauern pathologisch und unverhältnismäßig viel und brauchen professionelle Hilfe. Der Rest kommt durch. Punkt. Als ich diese Zahl das erste Mal las, genau zu Marcs erstem Geburtstag, den er nicht mehr hier auf Erden feiern konnte, fiel diese Erwartungshaltung, wie man sich bitte als Trauernde zu verhalten habe, ab wie Schorf auf einer Wunde, der keine Funktion mehr hat.

George Bonanno leitet an der Columbia-Universität das »Labor für Verlust, Trauma und Emotionen«. Er hat sich als Psychologe deshalb einen weltweit anerkannten Ruf als Trauerexperte erarbeitet, weil er zwei geschichtliche Riesenkatastrophen wissenschaftlich untersuchte und seine Ergebnisse aufgrund der großen Anzahl an Daten validieren konnte. Das war zum einen der Vietnamkrieg und zum anderen 9/11. (Nur als Vergleich, die Freud-Schülerin Helene Deutsch hat 1937 eine Untersuchung mit vier, *ja vier*! Probanden veröffentlicht. Das hat aber die Fachwelt nicht davon abgeschreckt, den Aufsatz als bahnbrechend zu konservieren.)

Bonannos Forschungsgegenstand waren Ereignisse, in deren Folge sich Tausende zur selben Zeit mit Trauer und Traumatisierung auseinandersetzen *mussten*, deren Erlebnisse also vergleichbar waren. Und dabei kam Erstaunliches heraus: Nicht nur, dass die wenigsten Trauernden tatsächlich so trauern, wie wir es als westliche Gesellschaft erwarten – grabenschwer und unendlich lang –, es sind sogar die meisten bisher standardisierten Therapieansätze, hm, bestenfalls wirkungslos, häufig schädlich.

Wer nach einem traumatisierenden Großerlebnis, wie es beim Vietnamkrieg war oder bei 9/11, schnell in Gruppensitzungen über die ihn belastenden Situationen sprach, litt später eher unter depressiven Verstimmungen als die, die nicht darüber sprachen. Als ich diese Ergebnisse das erste Mal las, verlor ich fünf Kilo Nervenwasser. Ich bin nicht therapiebedürftig. Ich bin nicht anders. Ich muss nicht in einen Witwenkreis, Hamburg soll ja angeblich Witwen-Hauptstadt Deutschlands sein.[9] O Gott, so etwas wäre mein Albtraum. Ein Stuhlkreis. Neun ergraute Frauen mit Statementschmuck und ohne BH. Sie trinken Tee, keinen Kaffee, und als Sause des Jahres gehen sie einmal im Jahr in die Elbphilharmonie. Bei dem Gedanken muss ich kotzen, und nur die Erinnerung an Marc, der jetzt gelacht hätte, hält mich davon ab. Und ja, jetzt kommt der ubiquitäre Entschuldigungseinschub: Jeder, der sich dort wohlfühlt, soll hin. Jetzt. Nicht morgen.

Wer heilt, hat recht. Aber die Entlastung, dass man auch lachend, keifend, feiernd eine Witwe ist, ist für mich heilsamer als jedes Begrüßungsritual im Stuhlkreis. Und offenbar bin ich damit nicht allein.

2002 veröffentlichte Bonanno eine Studie mit über 200 Teilnehmern, die eine einschneidende Katastrophe erlebt haben, z. B. den Tod eines Angehörigen oder einen schweren Autounfall. In standardisierten Interviews befragte er sie kurz nach dem Unglück und Jahre später erneut. Besonders interessierte Bonanno die Fragestellung, ob es verdrängte Trauer gibt, das heißt, ob Personen, die anfangs nicht oder nur wenig trauern, später mehr Anzeichen von Depressionen zeigten. Nein. Nicht die Spur. Wer zu Beginn der Trauerzeit oder gleich nach dem Unfall mit der Trauer zurechtkam, tat es auch nach fast zwei Jahren. Und wer eine sogenannte *Debriefing-Therapie* anfing (Reden über das Erlebte), zeigte später eher Symptome einer depressiven Verstimmung als die, die mit ihrem Schmerz allein blieben.

»Drei Jahre nach dem Unfall schnitten die Patienten, die das schlichte, einstündige Debriefing erhalten hatten, in vielen Lebensbereichen schlechter ab als die Mitglieder der Kontrollgruppe«, fasst Bonanno in seinem Buch *Die andere Seite der Trauer* die Studien zusammen: »Sie hatten allgemein größere Schwierigkeiten, litten unter stärkeren physischen Schmerzen, hatten mehr körperliche Probleme, mehr funktionale Beeinträchtigungen im Alltag, größere finanzielle Probleme und berichteten sogar von größerem Unbehagen, als Beifahrer im Wagen zu sitzen, wenn jemand anderes fuhr.« Das muss man sich mal vorstellen: Eine Stunde reden reicht, um physische Schmerzen, Alltagsbewältigungsschmerzen, finanzielle Sorgen und Beifahrerunbehagen zu bekommen. Eine Stunde nicht darüber reden macht überlebensfähiger, schmerzfreier, reicher. Was für eine Therapieschmach!

Das *Ärzteblatt* kommentiert lapidar: »Anhand der Studienergebnisse erscheint Debriefing als Gruppenkrisenintervention bestenfalls ineffektiv zu sein.«[10]

Selbst die WHO nahm die Gruppenintervention als sinnvolle Therapie aus ihrem Empfehlungskatalog. Woher kommt aber nun die Vorstellung, dass Trauern besser funktioniert, wenn man es zehnmal mit anderen Trauernden durchkaut? Woher kommt dieser tief buddhistische Ansatz »Leben heißt Leiden« beziehungsweise »Trauern heißt Schmerzen«?

Da kann man ein bisschen graben und stößt, na klar, sofort auf Sigmund Freud. 1917 verglich Freud das Trauern mit einer Depression. Ergo musste auch das Leid ein integraler Bestandteil des Trauerns sein. Weil der Hinterbliebene sich die »psychische Energie« zurückholen müsse, die er in das »vernichtete Objekt« gesteckt habe. Nicht sehr charmant ausgedrückt. Die oben erwähnte Schülerin Freuds, Helene Deutsch, schrieb 20 Jahre später über die Abwesenheit von Trauer (wie gesagt anhand der Daten von vier Probanden), und seitdem ist das protestantische Ethos aus der Trauerarbeit im westlichen Kulturkreis nicht mehr wegzudenken. Trauern ist Arbeit, Leid, Aushalten und, auf die Spitze getrieben: Wer nicht trauert, hat nicht geliebt.

»Es ist, als würde die Beweislast umgekehrt«, schreibt Bonanno, »Kriminelle sind so lange unschuldig, bis ihre Schuld bewiesen ist. Aber Trauernde müssen beweisen, dass sie gesund sind. Bis dahin gelten sie als versehrt oder als Verdränger.«

Noch schlimmer war die eifrige Sterbeforscherin Elisabeth Kübler-Ross, die mit ihren fünf Phasen der Trauer uns Hinterbliebenen ein strenges Korsett als Verhaltenskodex zuwies. Wer nicht a) verdrängt, b) wütend ist, c) verhandelt, d) verzweifelt und schließlich e) akzeptiert – verdrängt. Dieses Konzept treibt gerade bei Hobby-Weltverstehern und Teilzeit-Coaches seltsame Blüten. Ein Freund aus alten Studententagen fragte mich drei Monate nach Marcs Tod buchstäblich: »In welcher Phase befindest du dich gerade?« »In b). Wütend. WÜTEND. Aber nicht wegen Marc, sondern wegen dieser Scheiß-Einteilung, dass ich jetzt gerade wütend zu sein habe, weil es dann dir und deinem biederen Weltbild besser passt. Und du abends bei Freunden prahlen kannst, dass du ›ein größeres Spürbedürfnis im Buddhismus‹ hast.«

Elisabeth Kübler-Ross ist so etwas wie das Fräulein Rottenmeier der Sterbeforschung. Streng, unnachgiebig – und nicht besonders weltoffen. Dass sie sich eigentlich mit Sterbenden beschäftigt hat und nicht so sehr mit den Hinterbliebenen, ist in der kollektiven Wahrnehmung verloren gegangen. Jede *Brigitte*-Redakteurin weiß: Wenn ein Dossier über Trauer ansteht, muss auch irgendwie Kübler-Ross mit rein. Obwohl es ein Unterschied ist, die Trauer von Sterbenden zu untersuchen oder die Trauer von Hinterbliebenen. Na ja, und dann gibt es noch einen Unterschied: Das Phasen-Modell von Kübler-Ross ging auf den Analytiker und Bindungsforscher John Bowlby zurück, der diese Phasen *bei Kleinkindern* beobachtete, wenn ihre Mutter den Raum verließ. Ich bin kein Kleinkind. Ich kann reflektieren, rationalisieren, Gefühle aufschieben oder zulassen – und ich weiß, dass die Welt nicht untergeht, wenn Mama mal zwei Minuten nicht im Raum ist. Lieber Studi-Freund: Warum steckst du mich also in eine solche Zwangsjacke, die mir viel zu klein ist? Weil du glaubst, mit der Unvorstellbarkeit des Todes besser zurechtzukommen, wenn du sagen kannst: Aha,

Phase d), bald ist es vorüber? Muss ich auch Windeln tragen, weil Bowlbys Probanden Windeln trugen? Drückst du mir als Zeichen meiner zu zeigenden Infantilität auch einen Erinnerungs-Teddy (genäht aus den Arztkitteln von Marc) in die Hand? Und bestäubst alles mit dem verlogenen Satz: »Ich verstehe, dass du gerade wütend bist. Das ist ganz normal.« Das Schlimme an dem Satz ist die Egozentrik des Sprechers. Nicht ich komme besser mit der Trauer klar, wenn ich katalogisiert werde, sondern er. Nicht ich habe Angst vor der Trauer, sondern er. Ich stecke ja gerade mittendrin und lerne: Trauer ist (oft) einfacher, als man fürchtet. Oder, um noch einmal Bonanno zu zitieren: »Trauern ist in erster Linie eine menschliche Erfahrung, etwas, wofür wir geschaffen sind, und sicherlich nichts, was uns überfordern soll.« Er machte sogar eine Zeitspanne fest, in der wir von Trauer geflutet werden können: »Wenn wir traurig sind, sind wir für vier, fünf Minuten intensiv traurig, dann verändert sich das Gefühl. Es wäre physiologisch gar nicht möglich, zwei Wochen lang immer in der gleichen Emotion zu bleiben.«

Mich hat diese Flut bei Kaufland erwischt. Am Kühlregal. Beim Vanillepudding. Marc liebte am Ende seines Lebens diese Plastikeimer voller Kohlenhydrate und E 102 aus dem Sonderangebot. Kein gekochter Pudding schmeckte ihm so wie das Litererzeugnis. Zwei, drei Kilo von der süßen Pampe kaufte ich bei jedem Wocheneinkauf, und als ich unüberlegt in den Tagen nach seinem Tod zu dem Eimer griff, ihn in den Wagen stellte, stockte, ihn wieder in das Kühlregal räumte, da überkam sie mich. Die große Trauer. Ich kann doch nicht hier, bei Kaufland, flennen, wegen »Pudding Vanillegeschmack, 1 Kilo, 1360 Kilokalorien, 130 Gramm Zucker, 70 Gramm Fett …«? Doch, kann ich. Ich kralle mich an der Einkaufswagenstange fest, weil die Vorstellung, dass ich zumindest für sehr lange Zeit keinen Litereimer Vanille mehr kaufen werde, unsagbar traurig ist. Die Sehnsucht verschlingt mich wie ein Tsunami. Ich vermisse seit seinem Tod nur noch den Vor-Alzheimer-Mann, nicht mehr den Kranken. Jemanden, der jetzt »Wir schaffen das, Liebe« gesagt hätte. Aber das »wir« gibt es nicht mehr.

Als ich bei den Tiernahrungsmitteln bin, kurz vor der Kasse, da ist der Anfall schon vorbei. Das Beben lässt nach. Unser Hund, der immer alles ausbaden muss, bekommt diese Woche einen Warenkorb voll Knochen, Kaninchenohren und Rinderherzen. Vanillepudding wäre nicht gesund für ihn.

Es gibt Vorteile des Trauerns. Tatsächlich machen Trauernde weniger Fehler, heißt es. Ich kann das nicht glauben, aber der Versuch klingt einleuchtend: Man versetzt Probanden in einen Zustand künstlicher Trauer (mit Filmen, Musik und so weiter) und lässt sie danach einfache Aufgaben lösen. Die zur Trauer Stimulierten machten weniger Fehler als die Kontrollgruppe. Ich habe meinem Hund keinen Pudding gekauft. Vielleicht ist das damit gemeint. Insgesamt verlangsamt aber Trauer das Leben von Hinterbliebenen – und das schafft ihnen Raum für die wichtigen Fragen im Leben: Was ist mir wichtig? Was will ich noch reißen?

Und Trauern schafft Resistenz. Wenn einen dieses mitunter nicht so anekeln würde, wäre das eine ganz feine Sache. Aber neben Pflegegeldantrag, Tablettengabe und Badewannen voll mit Tränen kam auch ein wirklich gewaltiger Karma-Ausgleich: Es gibt heute wenige Dinge, vor denen ich mich fürchte. Einfach weil wir das Fürchterlichste schon überstanden haben. Darmspiegelung, Steuerprüfung, Schulverweigerung – ach, *pfft*. Und diese Erkenntnis ist tatsächlich ein Geschenk – nicht in diesem von Glückskeksen propagierten Sinne von Krise und Chance, sondern weil sie wirklich frei und unabhängig machen kann. Danach habe ich mich lange gesehnt. Nur habe ich dafür etwas wirklich Wertvolles opfern müssen: die Liebe meines Lebens. Man muss mir Marcs schnellen Tod nicht neiden. Aber meinen neuen Egoismus als Witwe. Vielleicht den.

Der Körper trauert

Andreas Zimmer. Ein passender Name für den Osteopathen, den ich seit vier Jahren heimsuche. Oder sucht er mich heim? Denn tatsächlich spürt dieser Mensch mich seitdem auf, als wäre mein Körper ein Haus. Ich liege angezogen, eingehüllt in eine Decke, gewärmt von einem Wärmekissen, auf seiner Behandlungsliege, und der Mann läuft in mir herum, als suchte er etwas in meinen Räumen, als wollte er etwas reparieren, als inspizierte er die tragenden Wände, ob sie noch halten. Manchmal stürzt ein Balken, dann nickt er wissend und repariert mein Haus, mein unaufgeräumtes, zuweilen mit Spinnweben verhangenes, vernachlässigtes, nicht immer vorzeigbares Haus. Aber Andreas Zimmer ist sachte, er schert sich nicht darum, ob das Frühstücksgeschirr abgeräumt ist oder der Kalender in der Küche auf Mai letzten Jahres stehen geblieben ist. Und ganz schnell ist mir dann auch egal, was er denkt. Ich will, dass er mein Haus heil macht, so dass es nicht einstürzt in diesen Zeiten. Ich will, dass er mich bewegt. Weil ich es gerade nicht kann. Bewegen. Ich ekle mich vor der Kraft meines eigenen Körpers. Ich will keinen Fahrtwind spüren, keinen Anstrengungsschweiß haben, keinen Muskelschmerz. Ich will mich nicht unnötig verschwenden. Ich will den Tag schaffen. Ich will schlafen. Ich will nicht schreien und erst recht nicht weinen. All das hätte ich mit der Bewegung angefacht. Ich wäre lebendiger geworden, als ich mich gefühlt hätte. Ich will nicht die Potenz in mir spüren, mich fortzubewegen. Diese kognitiv-körperliche Dissonanz hätte sich falsch angefühlt. Eingesunken und mit hängenden Schultern hingegen fühlte ich mich sicher. Ich bin immobil geworden. Auch wenn ich weiß, dass Bewegung gegen Starr-Sinn hilft. Auch wenn der Arzt jedes Mal wieder davon anfängt: »Bewegen Sie sich, sonst halten Sie das nicht durch.« Bringen Sie einem Haus das Laufen bei. Geht nicht.

Das Deutsche Kuratorium für Sicherheit in Heim und Freizeit hat trotzdem eine eigene Homepage über Sport für pflegende Angehörige: »Den Beruf und die Familie mit der Pflege eines Angehörigen unter einen Hut zu bringen, kann sehr kräftezehrend sein«, steht da. Darüber sieht man vier Frauenkörper, unter 30, BMI 19,5. Keine von denen ist eine pflegende Angehörige. Im Text darunter steht: »Die vielen Verpflichtungen des Alltags lassen kaum Zeit, an die eigene Gesundheit und die eigenen Interessen zu denken. Dies wirkt sich langfristig negativ aus. Sport kann ein Gegengewicht zum stressigen Alltag sein und so aus diesem Teufelskreis befreien.« Und dann empfehlen sie als Einsteigersport Schwimmen, Yoga oder eine Rückenschule. Ich hätte mich zu keinem dieser Angebote aufraffen können. In ein Schwimmbad fahren? Eintritt zahlen? Sich umziehen? Sachen wegschließen? Duschen? Schwimmen? Duschen? Anziehen? Föhnen? Heimfahren? Ich sehe eine 25-jährige Germanistin vor mir, die im Nebenfach Gesundheitsökonomie studiert und jetzt im Praktikum solche Webseiten betexten muss, weil sie nachher noch zum Pilates und sich danach mit drei Freundinnen zu einem Iced Bubble Tea treffen will. Dass es Zeiten im Leben gibt, in denen der Körper nicht Sport machen kann, weil der Körper sich gerade nicht bewegen *kann*, hat sie noch nicht erlebt.

Wenn mein Körper sich nicht bewegen will, dann lässt er sich vielleicht bewegen. Also gehe ich zu einem Osteopathen, einem, der Körper liest wie andere ein Buch, und begebe mich in seine Hände.

Ich weiß gar nicht mehr genau, warum ich das erste Mal kam. Vielleicht war's die Schulter, der Rücken, irgendeine Ausrede, so dass ich einen Grund hatte, einmal im Monat irgendwo hinzumüssen, um nichts zu müssen. Ich wollte aufgabenfrei sein für 50 Minuten, atmen, das war noch okay, liegen auch, mehr aber nicht. Auf keinen Fall reden, posen, wimmern, nichts. Die »medizinische Behandlung« gab mir die Absolution, es zu dürfen. 50 Minuten Sahnetortenessen wäre billiger gewesen. Aber nicht so heilsam.

Andreas Zimmer tut so, als wäre mein Körper nichts Besonderes. Jahre später gesteht er: »Nach Ihren Behandlungen war ich immer fix und fertig. Einen 150-kg-Sportler durchzuwalken, war ein Klacks dagegen.«

Nach einem halben Jahr Behandlung warf er das Handtuch. »Ich kann Sie nicht behandeln«, sagte er. »In der Sprache der Osteopathie sagt man, Sie sind nicht kontaktierbar.« Meine Körperspannung sei so enorm, dass jede Behandlung folgenlos bliebe. Mein Körperhaus hatte die Zugbrücke hochgefahren und damit in Zeiten größten Stresses den Eintritt von Eindringlingen verhindert. Da bin ich erst mal verschnupft nach Hause. Jetzt muss man schon beim Osteopathen optimiert auflaufen. Aber er meinte etwas anderes. »Sie sind so sympathikon, dass Sie nichts aufnehmen können. Ich habe Ihnen nichts zu bieten.« Der Sympathikus des Zentralen Nervensystems, die neurologische Alarmbereitschaft des

Körpers, hatte sich wie ein Mietnomade in meinem Haus breitgemacht, überall witterte er Gefahr, ließ die Rollläden runter, verschloss die Türen – und hielt mich damit am Funktionieren. Ohne ihn würde ich morgens um sechs nicht aus den Federn kommen, Frühstück, Kinder, Schule, Job, Pflege, Abendbrot, Hausaufgaben, Wäsche, tot. Mein Nervensystem hielt mich über Jahre wach und agil und sorgte dafür, dass Aufgeben keine Option war, obwohl es oft genug als eine annehmbare Alternative erschien. Freunde prophezeiten mir einen baldigen Burnout. Sie kannten meinen Sympathikus schlecht. Der kam in direkter Genfolge aus den Lenden meiner Eltern. Gelobt war, was hart machte. »Denk nicht dran, dann ist es weg«, sagte meine Mutter früher, wenn ich wegen Befindlichkeiten zu ihr kam. Ein Mückenstich, Wachstumsschmerzen, selbst eine ausgewachsene Mittelohrentzündung versuchte sie anfangs so wegzureden. Psychosomatik war früher in etwa so angesehen wie heute eine Mischung aus Querdenken, Schamanismus und Hochsensibilität. Psychosomatik – hatten die anderen. Und jetzt lag ich da, und mein Körper ließ mich im Stich. Und ich traute mich nicht zuzugeben, dass mir der Behandlungserfolg eigentlich herzlich schnuppe war. Dass mir sein »Ich kann Ihnen nichts bieten« am Gluteus vorbeiging. Aber das kann man einem Heiler nicht sagen. »Sie haben keinen Erfolg, aber Sie machen Ihre Sache gut.« Das übernahm dann ein Arzt und Kollege, der ihn überredete, es mit meinem störrischen Körper noch einmal zu versuchen. Ich kam mir vor wie eine überdimensional große Schaufensterpuppe, die sich auf seine Behandlungsliege legte und von ihm bewegen ließ. Die modernen Schaufensterpuppen haben ja heute auch kein Gesicht mehr, vielleicht sieht er nicht, wie ich mich fühle? Wenn ein Osteopath nicht spürt, wie man fühlt, dann ist es ohnehin sinnlos.

Also gab ich meinen Körper ab wie sonst nur den Mantel an der Theatergarderobe, darauf vertrauend, dass ich nach der Vorstellung mein Eigentum schon wieder zurückerhielte. Und irgendwo war dann doch auf einmal ein Eingang zu meinem Haus. Ich ließ ein und zu.

Wo trauert denn der Körper am meisten? »In den Hüftbeugern«, sagt Zimmer, »und wenn die fest sind, können auch die Nieren daneben nicht frei gleiten. Deswegen sind bei Stress und Kummer auch immer die Nieren betroffen. Die Nieren sind das Organ der Trauer.«

Da hätte jetzt mein Mann, mein Nephrologe, mein Nierenfacharzt aufgehorcht und »Ach was?« geätzt. Jede Wette. Für Marc war jedes esoterische Überhöhen Anlass für Spott. Er kannte sich mit Nierenzysten und Zystennieren aus, mit Sammelurin, Kreatininwerten und Niereninsuffizienzen. Dass Nieren trauern – nein. Er hätte aber spöttisch weiter zugehört, wenn Andreas Zimmer erklärt, was er tut, wenn er behandelt. Wer heilt, hat recht, den Satz werde ich nie denken können, ohne an Marc zu denken. Und an Andreas Zimmer hätte er gemocht, dass er eher orthopädisch als esoterisch argumentierte: »Wenn die Hüftbeuger steif sind, bewegen sie sich nicht – oder zumindest schlecht. Man nimmt eine zusammengekauerte Haltung ein. Und zwar genau dieselbe, die Trauernde auch intuitiv haben«, sagt er.

Das Kauern ist interessanterweise auch genau die Haltung, die wir tagtäglich einnehmen, wenn wir bei der Arbeit vor dem Bildschirm sitzen und arbeiten: gebeugt, Schultern vor, bandscheibenbelastend. Sind die vielen Burnouts schlichtweg Folge einer derart ungesunden Pose, die den Körper so lange in eine Trauerhaltung zwingt, bis unsere Psyche glaubt, was der Körper lebt? Ist das psychosomatische Schwurbelei? »Ich weiß es nicht«, sagt Andreas Zimmer, »was ich weiß, ist aber, dass statistisch gesehen wenige meiner Patienten einen Hund haben. Wer sich regelmäßig bewegt, egal was, egal wann, trainiert den Hüftbeuger, das zentrale Nervensystem, alles. Bewegung ist sozusagen die 42. Die Antwort auf alle Fragen: Was mache ich bei Trauer? Wie gehe ich mit Stress um? Was hilft durchzuhalten? Wie lebe ich gesund?«

Später suche ich Studien zusammen, das ist ein einigermaßen frustrierender Befund.

- Journalisten sind die am meisten gefährdete Berufsgruppe für eine Depression.
- Frauen bekommen häufiger eine Depression als Männer.
- Hamburg hat die höchste Depressionsrate in Deutschland.

Ein Träumchen. Ich sehe meine Nieren. Meine armen kleinen weiblichen Journalistinnen-Nieren aus Hamburg. Immerhin: Ich trinke nicht, wir haben einen Hund, und wir wohnen im Grünen. Kann man das gegenrechnen? Und wenn das nichts bringt: Was tut ein Osteopath, der vor den verschlossenen Türen seiner Patientenhäuser steht und nicht hineinkommt?

»Das Gleiche, was Sie auch schon tausendmal getan haben«, sagt Andreas Zimmer. »Ich wiege Sie wie ein Baby.« Okay, jetzt wird es doch esoterisch, oder?

»Der Mensch hat eine Ruhespannung von etwas weniger als drei Hertz. Wenn jetzt jemand kommt, der unter extremer Spannung leidet, also nicht kontaktierbar ist, so wie Sie, dann rüttele ich die aufgestellten Knie, sie werden weich, die Körperspannung weicht, ich komme an Sie ran. Nichts anderes macht jede Mutter tausendmal am Tag, wenn ihr Baby quengelt und sie es beruhigt, indem sie es sanft wiegt.«

Aha. Wenn meine Knie wie ein Baby geschaukelt werden, weicht meine Grundspannung im Körper, und ich öffne mein

Körperhaus. Dann kann mein Hüftbeuger weich werden, und die danebenliegenden Nieren können wieder frei gleiten. Keine Frage, wäre ich mit dieser Geschichte vor zehn Jahren heimgekommen, hätte mich mein Mann in den Arm genommen und gesagt: »Ich hab dich auch lieb, willst du ein Bier?« Aber er hätte den Erfolg des Osteopathen früher erkannt als ich: Wer heilt, hat recht. Weil er immer wusste, dass für mich mein Körper mehr Arbeitsgerät war als für ihn. Ich bin 400 Meter gerannt, er angelte. Ich fuhr mit dem Rad ins Büro, er mit dem Auto in die Praxis. Ich konnte bei einem Hotelaufenthalt auch auf das hauseigene Laufband verschwinden, er las so lange den SPIEGEL. Oder er radelte – rauchend – neben mir her, wenn ich Tempoläufe machte. Für mich war das Laufen immer auch etwas buchstäblich Befreiendes. Wenn man sich mit höchster Kraft vom Startblock abdrückt, dann schießt man so gespannt auf die Bahn, wie man nach der Schule gern sein Erwachsenenleben beginnen würde. Wenn man nach 200 Metern einen guten Teilerfolg erzielt und sich daran erfreut, dass Trainer und Freunde am Rand stehen und einen anschreien, dann ist das Gemeinschaft, obwohl man ja eigentlich eine Individualsportart ausübt. Und wenn man sich die letzten 150 Meter ins Ziel schleppt und weiß, dass man es schafft, obwohl es sich jetzt gerade im Augenblick ganz bestimmt nicht so anfühlt, dann ist das Ziel das Allerschönste, was es gibt.

Nach Marcs Tod fange ich langsam wieder an zu laufen. Mein Laufstil hat sich in den fünf Jahren verändert. Ich lief früher nur auf dem Vorfuß, alte Sprintergewohnheit. Jetzt trete ich mit dem Mittelfuß auf. Es ist zweifellos ein watscheliger, kraftärmerer Laufstil als früher. Aber auch ein erdnaher. Ich tippe den Boden nicht mehr an, ich trete auf. Ich will damit nicht Strecke machen, ich nehme mir mit den Füßen Raum. Ob das an meinen jetzt frei schwingenden Nieren liegt oder an mangelnder Kondition, werde ich bei Gelegenheit herausfinden.

Unklarer Bauch

Echte Trauer hat auf Beerdigungen meist nichts zu suchen. Das performt man runter, irgendwie. Muss ja. Kommst du nachher noch mit zum Kaffee? Das wäre schön. Er hätte sich gefreut, wenn er gewusst hätte, dass du heute kommst. Ja, ich bin froh, dass ich hier sein darf.

Die richtig fiese Trauer kommt viel später und verfolgt einen wie ein Gerichtsvollzieher, der Schulden eintreibt. Penetrant. Unverhofft. Bürokratisch kalt. Und immer zur Unzeit.

Es ist Sonntagnacht, 3.15 Uhr. Ich habe Bauchkrämpfe. Nein, wenn ich an Marc denke und seinen Auftrag, Schmerzen richtig zu beschreiben, dann sage ich protokollmäßig: »Subakute Schmerzen seit sechs Stunden, starker bis sehr starker Schmerz, unklarer Bauch, letzte Regelblutung planmäßig vor 14 Tagen, keine Schwangerschaft.«

»Wie soll ich wissen, was du hast, wenn du nur ›aua‹ wimmerst, mach gefälligst eine anständige Übergabe«, bellte er mich einmal in unserer Frühbalzphase an. Seitdem weiß ich: immer Symptome melden, nie einen Diagnoseverdacht, Schnauze halten, wenn man abgehört wird. Nicht übertreiben, das merken die. Und wenn alles nicht hilft, wenn man im Krankenhaus, in Facharztpraxen oder in modernen MVZs auf eine Phalanx aus medizinischer Zeitnot, Überarbeitung und Besserwisserei trifft, dann hilft nur eins, ein Zauberwort, das mir mein lustiger, lustiger Mann zum dritten Hochzeitstag verriet: »Wenn gar nichts geht, dann sag am Ende des Satzes einfach nur ›Herr Kollege‹ (oder ›Frau Kollegin‹), dann merken die, dass du vom Fach bist.« – »Aber die merken doch auch, wenn ich keine Ahnung habe, wovon die reden?« – »Nimm immer 'ne Fachrichtung, die diametral von dem entfernt liegt, was du hast: Beim Zahnarzt bist du Pädiater, bei einem Nierenleiden – HNO.«

Ich habe »unklaren Bauch« – was ist denn davon weit genug entfernt? Tropenmedizin? Nuklearmedizin? Psychosomatik? Ach, nein, da denken die gleich, dass ich, *déformation professionelle*, übertreibe.

Im Moment muss ich aber gar nicht übertreiben, denn die Wände, an denen ich hochgehe, kommen mir schon halluzinatorisch entgegen. Es hilft nichts. 3.34 Uhr. 112. »Der Wagen ist in sieben Minuten da.« Ich bin übernächtigt, schmerzmürbe und habe mich schon zweimal übergeben, da macht man Fehler. Meiner war: Ich habe zwei, drei Sachen gepackt, dem Hund Futter hingestellt, den Kindern einen Zettel geschrieben – und mich dann ans Gartentor geschleppt. Als der Wagen um die Ecke biegt, habe ich nur zwei Wünsche: Novalgin, hochdosiert, Herr Kollege und: »Können Sie das Blaulicht ausmachen, bitte, meine Kinder sollen nicht wach werden und mitkriegen, dass auch der zweite Elternteil gerade in den Sack haut …«

Der Notarzt zieht die Augenbraue hoch und hält das kostbare Schmerzmittel, teurer als Safran, zurück. »Ach, Sie sind erst kürzlich Witwe geworden?« Ja, ist aber jetzt gerade egal. Ich habe Schmerzen. SCHMERZEN. Und dieses eine Mal soll es um meinen Bauch gehen und nicht um den meines Mannes, der liegt nämlich eingeäschert nicht weit von hier unter einer feinen Birke und schläft.

»Ja, da schauen wir aber erst einmal im Krankenhaus nach Ihnen. Sind Sie denn in Behandlung?« – »Nein, ich sage doch, die Schmerzen fingen heute Abend erst an.« – »Nein, ich meine, in psychotherapeutischer Behandlung.« – »Bitte?« – »Um die Trauerzeit angemessen zu begleiten!« Für den Arzt war die Sachlage eindeutig: nicht unklarer Bauch, sondern klare Trauer, da muss man nichts machen, jedenfalls nichts Internistisches. Mein Bauch war anderer Meinung. Im Folgenden wurde ich drei verschiedenen Schwestern und zwei Ärzten in der Notaufnahme vorgestellt. Jedes Mal mit: »Das ist Frau S., 52 Jahre und *seit sehr kurzer Zeit verwitwet*, kommt jetzt zu uns mit affektiver, diffuser Schmerzqualität.« Erst als ich der Krankenschwester buchstäblich vor die Füße speie, wird sie nett. »Aber das riecht doch gar nicht nach Alkohol. Haben Sie denn heute gar nichts getrunken?«

Das Bild, das sie aus Effizienzgründen schnell von mir haben, um noch schneller wieder gehen zu können, ekelt mich selber: flennende, saufende, überforderte Mutti mit drei Kindern. Ach ja, und unklaren Bauch hat sie auch.

Ich muss zwei Stunden zur Beobachtung bleiben. Und damit ich nicht ganz allein im Behandlungsraum liege, gesellt sich ein ungebetener Gast zu mir: die fiese Trauer. Die Gerichtsvollzieher-Trauer. Ich vermisse Marc. Jemand, der statt meiner den Mund aufgemacht hätte, jemand, bei dem sich immer das Meer teilte, wenn er ein Krankenhaus betrat, ohne dass er seine medizinische Kenntnis überhaupt hätte erwähnen müssen. Man roch es ihm einfach an, den Stress, wenn jemand versuchte, mich als Patientin wegzuignorieren. Einmal, da hat er sich doch tatsächlich aufgeregt, als ein

Arzt sich mir nicht vorstellte, bevor er mich untersuchte. Ha! Die fehlenden Namen der Kollegen A, B und C sind mein kleinstes Problem. Ich möchte, dass mir jemand glaubt. Dass ich Läuse und Flöhe haben darf, wie es im Medizinerjargon heißt: Trauer UND Bauchschmerzen. Und nicht Bauchschmerzen WEGEN Trauer.

Inzwischen habe ich eine sogenannte »Facies abdominalis«, ein Bauchgesicht. Doch, das gibt's wirklich: »Amimischer, ängstlich wirkender Gesichtsausdruck mit blassem Hautkolorit vorwiegend perioral, eingefallenen Wangen und retrahierten Augen sowie blasser Nasenspitze bei schweren Entzündungen des Bauchraumes, vorwiegend bei akuter Peritonitis.«[11]

Die Entlassungspapiere werden vorbereitet. »Ich fürchte, wir können hier nichts für Sie tun«, ist das Letzte, was ich von der Ärztin höre, bevor sie sich an die nächste Fehldiagnose macht. Es ist wirklich das Allerletzte. Weil zu meinen abdominalen Schmerzen auch noch die Ich-nehme-Sie-nicht-ernst-Schmerzen dazukommen. Dekoriert mit einer bröseligen Fassade aus »Was glauben Sie eigentlich, was hier den ganzen Tag los ist?« und »Ich bräuchte dringend einen Kaffee«. Ihr Haus wird nicht mehr lange halten, irgendwann reißt's das Fundament raus.

Mir fehlt mein Mann, und irgendwie verfolgt mich sein Schatten sogar bis in die Notaufnahme, in seine Notaufnahme. Hier war er jahrzehntelang beschäftigt, das war sein Revier. Ich will es mir nicht vorstellen, und trotzdem wird genau das die Realität gewesen sein: Auch Marc wird Patienten so abgebügelt haben wie man mich gerade. Auch er wird froh gewesen sein, wenn die heulende Mutti endlich aus seinem Nervenfeld verschwand. Ich hoffe für ihn, dass es nicht oft so war. So eine Arbeit macht nicht zufrieden.

Eine Kollegin erzählt mir, wie der Tod ihres Mannes für ihre Tochter war, damals war die Kleine vier und ging in den Kindergarten. Die Erzieherinnen kannten den Verstorbenen und wollten besonders achtsam sein. In jedem Zimmer, in dem sich das Kind aufhielt, wurde eine Kerze für den Papa aufgestellt. Die Kleine war betonharter Ekel. Nicht beschützt, wie sich das feine Pädagogenhirne vorstellen, fühlte sie sich, sondern verfolgt. Als hätte sie Beine, war die Kerze immer schon da, bevor die Kleine einen Raum betrat. Aber sagen Sie das mal als Vierjährige Ihren Bezugserzieherinnen: Ich fühle mich von Ihrer Überfürsorge bedrängt. Heute ist das Mädchen eine erwachsene Frau. Ich wette, sie hat zu Weihnachten elektrisches Licht am Baum, und jede noch so nett gemeinte Bienenwachskerze löst in ihr einen reflexartigen Brechreiz aus.

Überfürsorge verhindert Anpassung: Das gilt für die Kinder von Helikoptereltern ebenso wie für den sozialen Umgang mit Trauernden. So wie das kleine Mädchen keiner gefragt hat, ob sie sich eventuell überhaupt eine Kerze für ihren Papa wünscht (oder welche Ideen sie von sich aus äußert), fragt mich keiner, ob ich denn überhaupt denke, dass meine Schmerzen psychosomatischer Natur sein *könnten.* Ich musste fünf Jahre die Ritterin im goldenen Kampfanzug geben; allzu viel Fürsorge, vor allem an mich gerichtet, verunsichert mich. Und: macht mich bekloppt. Buchstäblich. Werde ich überbetüddelt, infantilisiert man mich. Das verstärkt wiederum die Wut, die ich in mir spüre, weil ich handlungsunfähig gemacht werde. Wut darf ich aber nicht ausdrücken – *wir meinen es ja nur gut mit dir* –, ein Teufelskreis aus Tabu, Verlogenheit, Konventionsdruck entsteht. Ich liege da, weine und vermisse. Meinen Ersatz-Mund, der für mich sprach, wenn ich stumm war, meine Ersatz-Lästerzunge, die sich etwas herausnahm, was kein anderer durfte, mein Ersatz-Hirn, das für mich dachte, wenn ich nicht konnte. Wenn man so ein ausgelagertes Mastermind hatte, dann übermannt einen auch die Trauer immer dann, wenn man das Gehirn am meisten bräuchte: Wer liest jetzt meine Texte gegen? Wer säubert jetzt unsere Dachrinnen, fährt das Auto zum Winterreifenwechsel, wer kommentiert einen Hirseauflauf mit den Worten »Where is the beef?«?

Wer gibt mir seinen Segen zu diesem Buch, wenn nicht mein Mastermind? Alle anderen, Freunde, Familie, selbst meine Kinder segnen wie die Wilden – und etwas in mir glaubt ihnen nicht. Hätte Marc gewollt, dass ich dieses Buch schreibe? Hätte er darauf bestanden, auch wenn er dafür mehr im Haushalt hätte helfen müssen? Wäre er fest geblieben, auch wenn ich nicht mehr kann? Auf all diese Fragen habe ich keine Antwort. Einen einzigen Text aus diesem Buch hat Marc noch gelesen, abgenickt und kommentiert, süffisant, lakonisch, klug und schon ein bisschen gezeichnet von den sprachlichen Einschränkungen: »Ut aliquid fiat« stand unter einem Text, und: »Danke für mein (sic) Verständnis, das kann man nicht verbessern.« *Ut aliquid fiat* (lat. »damit etwas geschehe«) ist ein kleiner Seitenhieb auf die vielen Therapien, die seine Kollegen verschreiben – die keine Nebenwirkungen haben, allerdings auch keine Wirkung. Vielleicht fand Marc meinen Text gut, aber wirkungslos. Vielleicht wollte er ein letztes Mediziner-Zeichen setzen: Denke künftig zärtlich und behutsam an mich und meinen Geist, wenn du über mich schreibst, denn ich bin ab jetzt versehrt. Ab jetzt bin ich krank. Immerhin hat er für mich »ut aliquid fiat« noch ausgeschrieben, meist schreiben Mediziner nämlich nur »u. a. f.« auf, um sich gegenseitig über die Nutzlosigkeit ihrer Vorschläge zu informieren. Mir gaben seine

Geheimkürzel immer Sicherheit: »nihilitis crepitans dolorosa«: starker Schmerz um nichts, »non olet«: (Geld) stinkt nicht. Oder, wenn es ernst wurde, ein Patient zu einem »casus« wurde: »non bonum« – das ist nicht gut. *Non bonum* hieß: scheiße. Alle hören auf mein Kommando. Aber eben auch: Wir schaffen das. Viermal während unserer Ehe lotste er neben mir jemanden aus akuter Lebensgefahr zurück ins Leben, viermal hörte ich später von herbeieilenden Notärzten: Das war ein Meisterstück, Herr Kollege. Viermal schüttelte er nur den Kopf und bildete sich nichts darauf ein. Sich selber konnte er nicht mehr lotsen. Und ich, ich konnte ihn nur begleiten, nicht führen.

Fünf Tage später werde ich notfallmäßig operiert. Akuter Blinddarm. Marc hätte sich niemals abweisen lassen. Die postoperativen Schmerzen sind weniger hart als die Gerichtsvollzieher-Trauer um ihn. Meine Kinder holen mich aus dem Krankenhaus ab, der Mittlere, 15 Jahre, schleppt den Koffer. Der Chirurg kommt uns auf dem Gang entgegen, Anton grüßt lapidar. »Ich nehme meine Mutter jetzt mit nach Hause, Sie haben doch keine Einwände, oder, Herr Kollege?« Er ist seinem Vater so ähnlich, dass es schmerzt. Ach nein, das ist die Blinddarmnarbe.

Putins Pudding

Was ist schlimmer, Alzheimer oder Parkinson?
Parkinson, denn lieber ein Bier vergessen als eins verschütten.

Arzt: »Sie haben Krebs, und Sie haben Alzheimer.«
Patient: »Na, Gott sei Dank kein Krebs.«

Patient: »Herr Doktor, ich verliere langsam das Gedächtnis!«
Doktor: »Seit wann?«
Patient: »Seit wann was?«

Alzheimer-Witze sind schlimm. Entweder sind sie kurz und doof wie oben, oder sie blenden vor lauter Gegenlicht-Kitsch, wie der Film *Honig im Kopf*, in dem ein kranker Didi Hallervorden als Zeichen seiner Erkrankung in den Kühlschrank pinkelt. Ich mag solche medialen Aufarbeitungen einer Krankheit nicht, weil sie so »behutsam« sind, so »authentisch«. Sie lassen dem Kranken seine »Würde« und wissen doch gar nicht, was das ist. Weil sie mit Betulichkeit zukleistern, was den individuellen Kern eines Kranken ausmacht. Humor und Krankheit lassen sich heute filmisch kaum vermitteln, es sei denn, sie werden zu einer Kitsch-Sauce zusammenpüriert, zu der noch Tapferkeit, Stärke und Heulsusigkeit kommen – fertig ist das ZDF-kompatible 20.15-Uhr-Stück. Mit Alzheimer hat es nichts zu tun. Erst recht nicht mit Humor.

Ich bin sicher, der Verlust des Humors ist eine der größten Einschränkungen gewesen, unter denen Marc während seiner Krankheit litt. Er hat sich zeitlebens nie um das Urteil anderer geschert und hatte gleichzeitig eine chirurgisch präzise Beobachtungsgabe. Seine Witze saßen. Als ich als Journalistin mal einen Duftforscher porträtieren musste, der herausgefunden hatte, dass Spermien sich den Weg zum Ei über einen Geruch erschnuppern, der dem von Maiglöckchen ähnelt, schickte er mein Manuskript – redigiert – zurück. Als Überschrift wählte er: The Smell of my Glöckchen.

Wenn ich ihn bat, das Geld für die Putzfrau auf meinen »Nachtisch« zu legen – vor Müdigkeit und aus Dusseligkeit hatte ich das zweite »t« vergessen –, konnte ich sicher sein, dass ein kleiner gelber Zettel dran klebte: »Lieber nicht.«

Und als er schon jahrelang krank war, malte ich ihm zur Aufheiterung ein dickes rotes Herz auf einen Zettel. Er drehte das Papier und schrieb »toller Arsch« drunter. Mit nicht viel Mühe konnte man erkennen, was er erkannte, konnte seinen Humor lesen und konnte verstehen, dass ihn nichts so beschämte wie der beschränkte Humor, den er früher seinen Patienten niemals zugemutet hätte. Noch heute klebt dieser Zettel an meiner Heizung im Arbeitszimmer.

Wir versuchen, seinen Humor in der Familie lebendig zu halten. »Oh, bitte, jetzt kommt aber nicht die Stelle, wo du erklärst, dass du nicht *über* Papa, sondern *mit* ihm lachst?«, fragt mein Sohn. *Sein* Sohn. Ja, genau. In dem Moment, in dem wir versuchen, Marcs und unseren Humor gesellschaftstauglich zu erklären, würden wir Chili con Carne kochen, sin Chili und sin Carne. Ohne Schärfe und ohne Fleisch. Und wie wir seit Dantes Hölleninferno aus dem 14. Jahrhundert wissen, ist die Vorhölle für die Lauen reserviert. Für die, die nichts falsch machen, aber auch nichts richtig. Für die, die heute als Sensitivity Reader arbeiten würden, als Diversity Coach oder als Mediator.

Humor hat, wenn man sich einmal anthropologisch damit beschäftigt, also ernst, nie den besten Ruf gehabt.

Aristoteles beschäftigt sich zwar in seinen Schriften zur Ethik ausführlich (und ausgesprochen humorfrei) mit dem richtigen Maß an Humor, den der tugendhafte Mann besitzen solle. Er habe sich genau zwischen den Extremen Possenreißer und Griesgram einzufinden. Immerhin verdanken wir Aristoteles die schöne Menschbeschreibung »Homo ridens«, die lachende Kreatur, die sich damit vom Tier unterscheidet. Auch der teilweise zu Unrecht als Hedonist verschriene Epikur fand: »Lachen soll man und philosophieren.« Schreibt einer, der 270 vor Christus starb und der zeitlebens unter höllischen Bauchschmerzen gelitten haben soll. Er wird wissen, warum er das Lachen als Lebensbewältigung empfahl.

In der Bibel aber, und später im Mittelalter, galt das Lachen, der Humor stets als Werkzeug des Teufels. Wer lacht, verlacht, ist nicht ernsthaft, gottesfürchtig, überhaupt: ist nicht vernünftig. Auch in der Philosophie ist der Humor nicht wohl gelitten, vielleicht deshalb, weil Erstere fürchten muss, dass Zweiterer ihr den Rang abläuft? Philosophie und Humor haben nämlich eine große Gemeinsamkeit: die Distanzierung. Wer lacht (oder denkt), schafft einen Abstand zwischen seinem Problem und dem Leiden daran. Und spätestens seit Freud kennen wir den *Witz und seine Beziehung zum Unbewußten*. Der Witz sagt ähnlich viel über uns aus wie der Traum, die eigene Biografie oder das Unbeherrschte in uns. Freud schreibt 1927 über den Humor:

»Der Humor hat nicht nur etwas Befreiendes wie der Witz und die Komik, sondern auch etwas Großartiges und Erhebendes, welche Züge an den beiden anderen Arten des Lustgewinns aus intellektueller Tätigkeit nicht gefunden werden. Das Großartige liegt offenbar im Triumph des Narzißmus, in der siegreich behaupteten Unverletzlichkeit des Ichs. Das Ich verweigert es, sich durch die Veranlassungen aus der Realität kränken, zum Leiden nötigen zu lassen, es beharrt dabei, daß ihm die Traumen der Außenwelt nicht nahegehen können, ja es zeigt, daß sie ihm nur Anlässe zu Lustgewinn sind.«

Na bitte. Absolution vom Großmeister. Obwohl ich ihm widerspreche, wenn er sagt, Kinder beherrschten die Kunst der Komik nicht. Wenn Marc mit einem Einkaufszettel loszog, fingen unsere drei Kinder an zu wetten: »Ich glaube, er bringt Smarties mit, die stehen bei Edeka immer ganz vorn«, überlegt die Jüngste. »Nein, ich glaube, er kauft Spekulatius, die mag er am liebsten«, setzt der Zweite auf die Option Keks. »Nein, er kauft Schokolade, das hat Mama ihm auf den Zettel geschrieben, weil *sie* es am liebsten mag«, vermutet der Dritte. Bange Minuten. Als sich der Schlüssel im Schloss dreht, rennen alle drei aufgeregt hinunter. Der Sieger darf mit Marc die Süßigkeiten allein essen. Gerangel an der Tür, Geschubse, »gewonnen«, ruft einer. Kinder können Tragik in Glück verwanden, schneller, als ein Bonbon gelutscht ist.

Natürlich zerbröselte Marcs Humor auch irgendwann, aber die Grundpfeiler – die blieben fast bis zum Schluss. Als der Pflegedienst eines Abends, zu spät, abgehetzt und eigentlich fünf vor Feierabend, zu ihm an den Tisch kam, an dem er gerade einen Muffin essen wollte, fiel der armen Pflegerin nichts anderes ein als die ganz hilflose Nummer:

»Herr K. Kommen Sie, Ihre *Tablettchen.*« Diese künstlich hoch geflötete Infantilität machte den Kranken wahnsinnig. Ein zweiter Versuch: »Ihre Tablettchen …« Ein drittes Mal. »Jaha, ich komme«, schnauzte Marc zurück. Ebenso gesäuselt, ebenso hoch und randvoll mit Aggressivität. Zum Unterstreichen seiner Genervtheit biss er würdevoll in seinen Muffin und aß das Papier gleich mit. Die Hilflosigkeit der Pflegerin, die mich danach rügte: »Na, aber so was können Sie Ihrem Mann nicht durchgehen lassen«, ließ mich brüllen vor Lachen. Ja, Freud, du hast recht: Marcs Ich beharrte darauf, dass ihm die Außenwelt nicht nahegeht und stattdessen ein Anlass zum Lustgewinn war. Marc hat gesehen, wie er uns mit seinem Gepöbel erheiterte, weil es ihn aus der Rolle des Hilflosen herauskatapultierte, weil es ihm Macht gab, weil er kurz in Nachäffung goss, was er sonst nicht mehr zu umschreiben vermochte: Ich bin krank, nicht blöd. Wir aßen an diesem Abend noch viele Muffins. Alle mit Papier. Und jedes Mal, wenn wir in dieser eigentlich unerlaubten Situation lachten, in der *Comme-il-faut*-Glockenrock-betretenes Schweigen angesagt war, gaben wir ihm und uns diese kurzfristige Freiheit zurück. Noch sind wir in der Lage, diesen Augenblick der sozialen Verweigerung jederzeit wieder heraufzubeschwören. Als wir kurz nach Marcs Tod verreisen, schaut mich der Zollbeamte fragend an: »Sie verreisen allein? Weiß der Vater der Kinder Bescheid?« Ich trage einen anderen Namen als meine Kinder, ich habe keine Sterbeurkunde dabei, hinter uns ist die Schlange 50 Meter lang. Und mein Sohn schaut dem Grenzbeamten schnurgerade ins Gesicht und sagt: »Davon ist nicht auszugehen.«

Einen Monat, nachdem ich umständlich Marcs Konto habe sperren lassen, kommt ein Brief von der Sparkasse: »Sehr geehrter Herr Dr. K, sehnen Sie sich auch nach Entspannung und finanzieller Entlastung?« »Mama, die kondolieren aber spät«, kommentiert der andere Sohn das Schreiben.

Und meine Tochter tröstet eine neue Freundin, die um ihren kranken Vater weint: »Wenn es dich tröstet – meiner ist tot.«

Meine Kinder entwickeln einen bitterschwarzen, wunderbaren Humor, der das Schönste ist, was Marc ihnen hinterlassen hat. Weil sie wissen: Man darf raue Witze reißen *und* trauern. Man darf verdrängen. Ja, man hat mitunter sogar ein Recht darauf.

Es wird uns allerdings übel genommen. Meine Kinder könnten die Anekdote mit dem Zollbeamten nicht in der Schule erzählen. Die Tablettchen-Pflegerin fand uns indiskutabel beschämend. Die Verbindung von Humor und Krankheit wird zwar in vielen Studien untersucht, aber es ist ein merkwürdig weichgespülter Klinikclown-Humor, den keiner von uns am Ende des Lebens ertragen möchte. Nicht das auch noch. Der schwarze Humor, der gallenbittere, den darf man nur hinter der verschlossenen Tür ausleben. Und das, obwohl Schmerz und Scherz wohl nicht zufällig phonetisch nahe beieinanderliegen. Das eine wird durch das andere erträglich, weil es Abstand und Entladung verspricht. Und eine große Intimität. Ich wusste zeitlebens, welche Witze mein Mann gut fand und welche nicht. Frei nach Wittgenstein war sein Humor eine Weltanschauung, keine Stimmung. Und so konnte es passieren, dass er mir einen wunderschönen knallroten Hummer aus einer alten Wurzel schnitzte, weil er wusste, wie sehr ich die Dinger liebte, weil er wusste, wie grausam ich das Zerkochen dieser Tiere fand. Und weil er immer noch den einen Schlusspunkt zu setzen verstand: »Zum Zähneausbeißen«, sagte er mir grinsend, als er mir den Hummer zum Geburtstag überreichte. In diesen zwei Worten steckte das Universum seines Humors, eine große Liebeserklärung und eine vertraute Intimität. Denn von meinen 22 Geburtstagen, die er mit mir feierte, hat er an mindestens zehn vergessen, dass ich mich an diesem Tag über ein Geschenk freuen würde. Der Hummer zum Zähneausbeißen subsumiert in einem Wurzelholz unsere Beziehung, mein Mitleid mit dem Tier, meinen Trotzdem-Hedonismus und meine Verlogenheit. Brennte heute unser Haus nieder, der Hummer wäre das Erste, was ich retten würde. Und das Letzte.

Alzheimer nahm nicht nur Marcs Physis, der einst kräftige Westfale verwandelte sich im Laufe der Krankheit mehr und mehr zu einer klapprigen Kreatur. Alzheimer nahm ihm (und damit uns) seine Identität, seine Werte, er konnte sie mit dem rapiden Gedächtnisverlust nicht mehr leben. Und sie nahm uns die Intimität. Auf einer nichtkörperlichen Ebene spürte ich es am meisten, dass ich zunehmend und unfreiwillig zum Hüter unseres gemeinsamen Humors werden musste. Brauchten wir früher nur Blicke zu tauschen, reichten einzelne Halbsätze, um uns gegenseitig unseren Befindlichkeitsgrad mitzuteilen, um Situationskomik abzugleichen, um *Spaß* zu haben, verlor Marc zeitgleich mit dem Verlust seiner Sprache auch seine zuweilen entlastende Bissigkeit, seinen Sarkasmus, seine Ambivalenz zwischen Helfer und Spötter. Er konnte nach fünf Jahren Krankheit weder helfen noch spotten. Nur das Lachen blieb bis zum Schluss. Freute er sich früher über einen gelungenen Wortwitz, lachte er später auch gern einfach nur der Spur nach. Aber einmal, da klappte es noch: Zwei aus der Ukraine geflüchtete Frauen wollten ihm Alltagshelfer sein und erkundigten sich sorgfältig mithilfe des Google-Übersetzers, welche Diät mein Mann bevorzuge. Ich antwortete bestmöglich in seinem Sinn: Derzeit möge er Pudding, jede Form von Pudding, Vanille, Schoko, Erdbeer … Die Frauen nickten. Wir schwatzten über alles Mögliche, sie erzählten aus ihrer Heimat, von ihren Männern, dem Krieg. Auf einmal schoss es aus einer der Frauen heraus: »Ihr Mann mag … *Putin?*« Putin. Pudding. Klingt für den Google-Übersetzer zu ähnlich. Und ein letztes Mal beschenkte mich Marc mit einem Halbsatz, den er früher oft und gern zitierte: »Gustav und Gasthof …« Ich schaute ihn an und vervollständigte im Kopf: »… ist nicht dasselbe.« Verbundenheit durch Worte. Intimität, obwohl der Raum voll ist mit Besuchern. Diesen Augenblick kann uns keiner nehmen. »Ja«, sagte ich, »und Zystennieren sind nicht dasselbe wie Nierenzysten, ich weiß.« Humor ist wie Sex, nur mit Worten.

Tagwursterei

Die Lehrmeisterin meiner letzten Jahre ist behaart, verfressen und sanftmütig. Unser Hund hat mir über den erforderlichen Pragmatismus des Lebens mehr beigebracht als alle meine Bücher, alle meine Lehrer, alle Lebensweisheiten, die dummen und die schlauen. Pragmatismus braucht man, wenn man einen Alzheimer-Kranken pflegt, noch mehr als eine Selbsthilfegruppe. Pragmatismus ist eine Ein-Mann-Selbsthilfegruppe, die immer vor Ort ist, immer dienstbereit. So wie Hunde.

Das erste Mal drang das Thema »Hund« in mein Bewusstsein, als ich Marc vor 23 Jahren kennenlernte. »Mich gibt es eigentlich nicht ohne Hund«, sagte er. »Irgendwann im Leben werde ich noch einmal einen haben.« Er sagte das so selbstverständlich, als kennte er schon seinen Weg. Ich fand Hunde nur so mittel und dachte, »mutig« für einen ersten Flirt. Aber vielleicht war es auch einfach nur ehrlich.

Bis wir den Kauf eines Hundes erwogen, zogen wir noch viermal um, vergrößerten die Familie um drei Kinder, Marc eröffnete eine eigene Praxis – das Leben meinte es gut mit uns. Als sich die Widrigkeiten ankündigten, machten wir einen ersten Versuch. Das letzte Kind hat Fell. Wir kauften Wilma. Eine zottelige, süß schauende – Hexe. Dass Marc zu diesem Zeitpunkt nicht mehr ganz auf der Höhe seiner Urteilskraft war, merkte ich daran, dass er unseren neunjährigen Sohn zum Aussuchen mitnahm. Die beiden kamen mit Hund und Körbchen zurück – und die neue Mitbewohnerin fühlte sich ganz und gar nicht wohl. »Sie braucht erst einmal Zeit, sich einzugewöhnen, so ein Umzug ist eine somatische Kurzzeittraumatisierung«, sagte die Hundetrainerin. Etwas pragmatischer sah es der Freund meines Sohnes. »Hä, warum kauft ihr denn einen Hund, der randvoll schwanger ist?«, fragte er, ungefähr drei Sekunden, nachdem ihn Wilma das erste Mal zur Begrüßung angeknurrt hatte. Wir lachten ihn aus. Dieser schlanke Hund – schwanger? Am nächsten Tag kam Marc kleinlaut vom Tierarzt, ungewöhnlich bescheiden. »Ja, gut, sie ist schwanger. Kann jederzeit losgehen, sagt der Kollege.« Wilma sammelte neben uns Papiere, Sporthosen der Kinder und sogar einen Teddy von unserer Tochter und drapierte alles in einer geschützten Ecke. Lehrbuchhafter konnte man den vorgeburtlichen biologischen Nestbautrieb nicht darstellen. Wir brachten die werdende Mutter zum Gebären auf einen einsamen Hof in Ostdeutschland, zahlten der Züchterin eine Schlechtes-Gewissen-Summe, besuchten die Hündin regelmäßig – und hatten sie nach zehn Wochen zurück. Sie war immer noch eine Hexe. Aber im Gegensatz zu der Märchengestalt eine mit einem überaus gesunden Gebiss. Drei Wochen später mussten wir sie abgeben, weil sie Freunde von uns gebissen hatte. Nun hatten *wir* eine somatische Kurzzeittraumatisierung. Und das Thema »Hund« war erst mal vom Tisch.

Es standen Arzttermine an, Diagnoseverfahren, Gedächtnissprechstunden, und irgendwann hatten die Mühen einen

ICD-Code: F00.0. Demenz bei Alzheimer-Krankheit, mit frühem Beginn (Typ 2).

Am Morgen nach der Diagnose lag ich im Bett, verheult, müde, niedergeschlagen und mit einem treuen Freund an meiner Seite, der mir in den kommenden Jahren einen wackeren Dienst erweisen sollte: mein Pragmatismus. Der flüsterte mir ins Ohr: »Dein Mann braucht Trost, aber es muss jemand sein, der nicht weiß, dass er krank ist. Sonst fühlt sich Marc bemitleidet. Mitleid bringt ihn um.«

Wir fuhren in die Lüneburger Heide und kamen mit Tinzo zurück. Er hatte riesige Fledermausohren und einen zu klein gewachsenen Körper. Wahrlich keine Schönheit. Die Kinder fanden ihn erst mal suspekt. Vielleicht beißt er ja auch.

Tinzo ist Marcs Sedativum. Er füttert ihn, streichelt ihn, geht mit ihm spazieren, und der Hund weiß um seinen Job: Trost ohne Mitleid. Wenn er zehnmal am Tag Gassi gehen will, wenn er die Hundeleine am Fuß festzumachen versucht, wenn er das Füttern vergisst, versteht Tinzo seine Rolle. Hungrig und mit großer Grandezza geht er, die Leine um die Hinterläufe gewickelt, eine elfte Runde durch die Straßen. Immer mit Marc an der Leine. Im Laufe der Jahre haben sie die Rollen getauscht, der Hund geht mit seinem Herrchen Gassi. Als Marc mich einmal anrief, verzweifelt, weil er nicht mehr nach Hause fand, beschloss der Hund, sich mitten auf einer Verkehrsinsel hinzulegen und nicht wieder aufzustehen, bis ich mit dem VW-Bus anrollte und beide nach Hause kutschierte. Es war die pragmatischste Art von Seelsorge: Arbeitsverweigerung.

Angeblich nannte man Pragmatismus – sympathisch für alle Hunde – früher Tagwursterei. Das tägliche Einerlei, das man erledigt, ohne es zu hinterfragen, weil es erledigt werden muss. Es gibt sogar eine philosophische Richtung, die sich Pragmatismus nennt: Erfunden und eingeführt wurde der Begriff von zwei Philosophen und Psychologen, William James und Charles Sanders Peirce, 1898 in Nordamerika. Zu einer Zeit also, in der es nötig war, dass sich viele Einwanderer integrierten und in den Alltag einfügten. Das geht am effizientesten, wenn man jede gedankenreiche Ideologie außen vor lässt – und stattdessen Kaffee kocht und den Abwasch macht. Der Pragmatismus stellt die Erfahrung und die Handlung grundsätzlich über den Gedanken. Menschliches Wissen sei fehlbar, es sei denn, es orientiere sich an unveränderlichen Prinzipien, schreibt James. Kurz zusammengefasst: Anhänger des Pragmatismus suchen nach dem Nützlichen in jeder Idee, das tut unser Hund auch. Er sucht nach der Wurst. Er ist ein Pragmatismus-Vertreter par excellence.

In Europa kam die Strömung nach dem Ersten Weltkrieg verfremdet als »neue Sachlichkeit« an: Man hatte erst einmal genug von heroischen Gedankengebilden. »Nichts ist verblüffender als die einfache Wahrheit«, schreibt der Journalist Egon Erwin Kisch 1925, »nichts ist exotischer als unsere Umwelt, nichts ist fantasievoller als die Sachlichkeit.«

Mein Mann hätte diesen Satz voll unterschrieben. Als Ältester von drei Geschwistern, Naturwissenschaftler, Westfale und Helmut-Schmidt-Verehrer war er Pragmatiker durch und durch. Überbautheorien waren seine Sache nicht. »Wer heilt, hat recht«, »Kann man machen nichts« (sic!), »Der Zoo ist groß« waren seine ethischen Prinzipien als Arzt. Ihm war egal, ob mit Rosenquarz oder Betablockern – Hauptsache, der Blutdruck ging dauerhaft runter. Als er selbst zum Patienten, zu einem »Erduldenden« wurde, hat er diese Lebensweisheit nicht abgelegt, sondern schweigend mit seinem Hund geteilt. Er hat den Alzheimer nie akzeptieren müssen, weil er von Anbeginn ein Teil seines Wesens war. »Kann man machen nichts«, tröstete er mich oft, wenn ich versuchte, mit Kokosöl, Jonglierübungen, Sudoku aufzuhalten, was nicht aufzuhalten war. Er hat nicht ein Mal mit Kokosöl gegurgelt, nicht einen Ball jongliert, nicht ein Sudoku gelöst. Der Einzige, der ihn in dieser Haltung *ließ*, war unser Hund. Wir anderen wollten, dass er wollte. Wir zogen an ihm, doch zur Ergotherapie zu gehen, wir redeten auf ihn ein, an einem Betroffenengesprächskreis teilzunehmen, wir flehten ihn an, die Gedächtnissprechstunde aufzusuchen. Nur der Hund schaute ihn verschwörerisch an. Beschäftige dich mit dem, was für dein Leben von Bedeutung ist.

Wir leben nicht gerade in Zeiten, die den Pragmatismus fördern. Gerade von Angehörigen wird ein absurdes Maß an Nicht-Erfüllbarem verlangt. Wie von jungen Eltern, die die besten Dinkelkekse backen sollen, während sie Pilatesübungen visualisieren und sich beruflich weiterbilden, sollen Angehörige die Toiletten gelb anstreichen, damit man sie nachts leichter findet, das Haus mit Lichtbändern auskleiden, Erinnerungsbücher anlegen, Aggressionen ablenken, eine Mittelmeerdiät kochen, für ausreichend Bewegung sorgen, sinnliche Erlebnisse in den Tagesablauf integrieren, ach, leckt mich doch am Arsch, das ist zu viel!

»Hören Sie auf zu denken. Es reicht, wenn Sie sich vornehmen, ihn nicht zu schlagen und für das Essen morgen zu sorgen. Kann auch ein Döner sein«, sagt mir einmal Marcs Arzt. Ich hätte ihm ins Gesicht springen mögen. Soll ich aufhören zu denken, weil es auch mein Mann tut?

Später im Bett fällt mir auf: Da ist nun einer mal pragmatisch, und wie, und dann ist es auch wieder nicht recht. Eigentlich ist es doch genau das, was ich möchte: Döner und den nächsten Tag schaffen. Warum macht es mich so fuchsig?

Weil ich nicht einmal mehr die Kraft habe, diese Minimalanforderungen zu erfüllen. Pragmatismus kann auch manchmal heißen, anzuerkennen, dass man auf Kante genäht ist. Dass man scheitert. Jetzt. Hier. Genau in dieser Sekunde. Nach dem Anerkennen ist immer noch Zeit genug, einen Kaffee aufzusetzen und eine Lanze zu brechen für das Denken, Reflektieren, Hadern, Zweifeln – und dennoch Machen. Irgendwie.

Der Tisch muss jeden Tag gedeckt werden, egal von wem. Der Haushalt muss jeden Tag versorgt werden, egal von wem. Auch die Arztfahrten könnte jeder erledigen. Aber wenn wir pflegenden Angehörigen nicht mehr denken, werden wir wie die, die uns zurücklassen werden. Also ist eine *verdammte Haderstunde* der immer größer werdende Unterschied. Und den darf man auch feiern, egal, wie sehr er einen behindert.

Für Pragmatismus wird man heute nicht gelobt. »Toll, wie du eine Ausstellung für Marcs Stöcke gezaubert hast, wie dein Sohn ein Buch über seinen Vater geschrieben hat, dass eure Singabende ihm guttun« – das sind die Ereignisse, für die man gestreichelt wird. Keiner sagt: Super, wieder eine Buntwäsche geschafft. Toll, die Woche ist rum. Großartig, das Mittagessen steht.

Für Normalität wird man nicht gelobt, dabei ist der funktionierende Alltag mit Alzheimer-Kranken das Herausragende – etwa, wenn jemand mit dem vollen Kaffeefilter den Ofen auswischt, weil er denkt, das sei der Putzlappen. Also tun wir so, als sei alles normal, und versorgen unsere Kranken, als wären sie nicht krank. Besser kann man auf ein Scheitern nicht hinleben. Und: Es wird dem Kranken nicht gerecht, ihn als Gesunden zu behandeln. Tinzo hat das schneller verstanden als wir. Er legt sich zu Marc genauso wie zu uns anderen, wenn er gekrault werden will. Aber von mir lässt er sich nicht mit der Leine an den Hinterläufen Gassi führen, ich habe es ausprobiert. Dann steht er da und schaut mich nur rügend an: »Hast du sie noch alle? Mach die Leine an den *Hals*. So gehe ich keinen Schritt vor die Tür.« Pragmatismus ist, wenn jemand tut, was nötig ist und was erwiesenermaßen tatsächlich funktioniert. Warum gibt es keine Pragmatismus-Trainer für Angehörige? Leute, die einfache Tricks beibringen: Putzt das Haus, wenn ihr sauer seid, dann ist wenigstens hinterher das Klo sauber. Fragt nach Alltagshelfern, jeder Verdünner hilft. Sucht nicht eine Selbsthilfegruppe auf, damit ihr einmal in der Woche über eure Not reden könnt, sprecht eure Freunde an, als seien sie die Selbsthilfegruppe.

Mein Pragmatismus-Trainer steht neben mir und wedelt mit dem Schwanz: Ich habe heute viermal Futter bekommen und war kein einziges Mal draußen. Könntest du bitte … das wäre gerade für mein Leben von Bedeutung und für deines auch irgendwie.

Als ich nach Marcs Tod den Koffer aus dem Heim hole, schaffe ich es nicht, ihn gleich nach oben zu bringen, ihn auszuräumen, die alten Hemden wegzuschmeißen. Mein antrainierter Pragmatismus ist am Ende. Der Koffer bleibt rührselig im Flur stehen. Wir gehen alle verklemmt um ihn herum. Nur Tinzo nicht. Als er den Koffer sieht, geht er auf ihn zu, wedelt mit dem Schwanz, legt sich neben ihm nieder und wartet geduldig, bis auch das Herrchen zu dem Koffer wiederkommt. Selbst eine Salami kann ihn nicht vom Koffer weglocken. Für einen kurzen Moment im Leben hat unser Hund seine Tagwursterei aufgegeben.

Schlechte Laune

Texte über schlechte Laune schreibt man am besten, wenn man schlechte Laune hat. Heute regnet es, der Kaffee schmeckt fad, mich nerven Gott und die Welt, der Fisch und die Gräte. Was für ein Geschenk. Ein Privileg, in dessen Genuss ich nach Marcs Tod komme – neben der Witwen- und Waisenrente, den Kondolenzbriefen und den Unmengen an ungefragten und kaum gesalzenen Eintöpfen vor meiner Tür –, ist die schlechte Laune. Nein, ich meine nicht die Zukunftssorgen, nicht die Furcht vor dem Alleinsein, ich meine auch nicht die Wut auf Behörden, Institutionen, Unabänderlichkeiten. Ich meine die grundlose Kacklaune. Es ist das erste Mal in meinem Leben, dass ich sie genieße. Denn sie macht mir etwas Beschützenswertes deutlich:

Ich bin wieder so frei, dass ich schlechte Laune haben darf, als Teil meiner Identität. Ich darf wieder Egoismus leben, ohne dass mir Entsetzen und die Frage »Und die Kinder?« entgegenschlagen. Freiheit in Form einer Fratze. Aber ich muss mich beeilen. Denn das Zeitfenster, in dem man mir erlaubt, schlechte Laune zu haben, schließt sich unaufhaltsam. Vielleicht zeitgleich mit dem Ende des Trauerjahres?

Urban, gebildet, erfolgreich, sozial: Wer heute solchen Kategorien entspricht, darf alles, aber nicht übellaunig sein. Wenn dein Partner, Freund oder Kind schwer erkrankt ist, dann hast du ein Quell steter Kraft zu sein, gelegentlich sind Heulattacken erlaubt, solange sie nicht allzu drastisch ausfallen. Das ist wichtig: Kontrollierbar muss die Trauer sein. Als ich zu Beginn der Erkrankung einmal hemmungslos ... eher schluchzte oder heulte als weinte, salbaderte eine nahe Freundin auf mich ein: »Hör doch auf zu weinen, das bringt doch nichts.«

Ich habe mich nie wieder vor ihr geöffnet. Weil ich begriffen habe, dass eine unkontrollierbare Angehörige das Erträgliche übersteigt. Nicht heulen. Nicht hadern. Nicht übellaunig sein.

Meine Nachbarin hat mir ein Alzheimer-Bingo gebastelt. Sie weiß, wie man dem Verlust das Werden gegenübersetzt. Und sie weiß, dass Wut und Trauer nahe beieinanderliegen, aber Wut vitaler ist und deshalb zukunftstauglicher.

Eines Morgens wachte ich auf, hatte Trübtassen im Hirn und sah nicht sehr hoffnungsvoll auf mein Handy. Und dann brüllte ich los.

Wenn ich an einem Tag drei dieser Phrasen gesagt bekam, durfte ich »Bingo« rufen und mir abends eine Flasche Sekt von ihr wünschen. Wir neigen beide nicht zur Sauferei, aber dieser Sekt war uns heilig. Und manches Mal, wenn es gegen 15 Uhr ging und ich erst zwei Kreuze auf meiner Liste hatte, wusste ich, wie man es anstellen muss: raus auf die Straße, rein zu Edeka, den nächsten Nachbarn schnappen und seufzen. Mehr nicht. Nur seufzen. Dann hatte ich mein drittes Kreuz, und aus Effizienzgründen habe ich den Sekt dann gleich mit in den Einkaufswagen gelegt.

Je mehr ich im täglichen Umgang mit Medizin, Pflege, Schicksal, Leid zu tun hatte, umso gehässiger lachten wir

Das lustige Alzheimer-Bingo

Man merkt ihm ja gar nichts an!	Hast du schon mit den Kindern darüber gesprochen?	Kokosöl probiert?	Du musst jetzt auf dich aufpassen!	Habt ihr schon Amalgam ausgeleitet?
Ich könnte das nicht!	Ist das schon eine feststehende Diagnose?	Er ist aber noch ziemlich jung.	Wissen die Kinder davon?	Macht er Sudoku?
Mein Opa hatte das auch.	Habt ihr es mal mit alternativen Methoden probiert?	Die können das gut verstecken!	Redet ihr manchmal über die Krankheit?	Ich bin immer für dich da!

über das Bingo. Der Arzt einer Angehörigensprechstunde ließ es laminieren und gab es seinen Stationsärzten als Übungskärtchen. Ich stelle mir das lustig vor: Nach zwei, drei Jahren ist das Kärtchen abgenudelt und abgeschrabbelt. Es liegt immer noch in der einen oder anderen Kitteltasche und hilft, den rosa Elefanten zu bändigen. Den Es-kann-nicht-sein-was-nicht-sein-darf-Dickhäuter. Denn wie verlogen ist das denn bitte schön, zu glauben, man verwandle sich in eine

Mater dolorosa, eine Leidensmutter, die keinerlei kleingeistige, narzisstische Züge mehr trägt?

Das ist vielleicht das zweifach Kränkende: Wir sind eben nicht Heilige, die über allem stehen. Wir sind Sterbliche, keine Götter. Wie oft habe ich mir während Marcs Krankheit die griechischen Götter zurückgewünscht anstelle des protestantischen Christentums, in dessen Geist ich erzogen wurde. Die griechischen Götter waren eitel, dumm, egozentrisch, eifersüchtig, die waren alles, womit man heute eine mittelgute Netflix-Serie bestücken würde, um die Banalität des Alltags zu zeigen. Zeus und Dieter Bohlen haben mehr Gemeinsamkeiten, als man denkt: alte weiße Männer, die noch nicht wissen, dass ihre Zeit abgelaufen ist. Hades und Harvey Weinstein pflückten sich Mädchen, als wären sie Fallobst. Und Lady Diana, jung, unschuldig, naiv und später unsterblich, könnte auch die Göttin Psyche als Lehrmeisterin gehabt haben. Sie wurde mit Charles, *pardon*: Eros, dem nachweislich hässlichen Sohn der Aphrodite, verlobt, erlebte Prüfungen, Wandlungen, heute würde man das »Challenges« nennen, und wurde hernach in den unsterblichen Kreis der Götter aufgenommen, auf dass Liebe und Psyche für ewig verbunden blieben. Warum ausgerechnet die antiken Stoiker, die ja zur Zeit der griechischen Ungezogenen lebten, nach Harmonie und Seelenruhe strebten, bleibt etwas im Vagen. Fest steht, dass das Vermeiden von schlechter Laune immer als ein Zeichen höherer Kultur angesehen wurde.

Wie komme ich von meiner schlechten Laune zu den Stoikern und den griechischen Göttern? Man hat, trotz allem, uns Menschen damals die hässliche Seite des Alltags zugestanden. Wenn schon Zeus pöbeln durfte, wer war man, sich das nicht ebenso zu gestatten? Auch Jesus war nicht frei von menschlicher Fehlerhaftigkeit: Er zog mit Zöllnern, Sündern, Prostituierten umher, ganz bestimmt nicht nur aus religiöspädagogischen Gründen. Er verließ seine Mutter, seine Familie, auch nicht unbedingt mit den galantesten Worten. »Ich sage euch: Jeder, der um des Reiches Gottes willen das Haus oder Frau, Geschwister, Eltern oder Kinder zurücklässt, bekommt jetzt, in dieser Zeit, alles vielfach wieder und in der kommenden Welt das ewige Leben.«

Er haderte mit seinem Vater, immerhin Gott. Seine Worte kurz vor der Kreuzigung – »Mein Gott, warum hast du mich verlassen?« – dienen heute aber mehr der dramaturgischen Fallhöhe denn als Beleg charmanter Fehlerhaftigkeit. Wir haben uns angewöhnt, schlechte Laune als etwas Unbeherrschtes, Unprofessionelles anzusehen. Dabei ist nachgewiesenermaßen der schlecht gelaunte Mensch analytischer, erfolgreicher, überzeugender (und weniger vergesslich, vielleicht ist das eine Alzheimer-Prophylaxe für die Zukunft?) als die ewigen Grinsebäckchen, wie der Psychologe Joseph Paul Forgas in seiner Studie herausfand, veröffentlicht im *Journal of Experimental Social Psychology*. Um es kurz zusammenzufassen: Bert ist evolutionär stabiler, anpassungsfähiger und letztendlich erfolgreicher als Ernie. Auch wenn man Ernie lieber zuhört und ihn auch lieber auf Skifreizeiten mit dabeihätte. Noch krasser: Befragt man Ernies und Berts nach ihrem Zufriedenheitslevel, dann schneiden die Misanthropen besser ab, so eine weitere Studie.[12] Gute Laune zu simulieren, erzeuge krank machenden Stress. Also, um Camus etwas abzuwandeln: Man muss sich Heidi Klum als einen unglücklichen Menschen vorstellen.

Albert Camus, der Philosoph und Existenzialist, der vor gut hundert Jahren geboren wurde, beschreibt in seinem bekanntesten Werk *Der Mythos des Sisyphos* die menschliche

Existenz als hoffnungslose Absurdität. Kurz: Gott ist tot, und das Leben ist sinnlos. Und bevor es jetzt suizidal wird: Camus findet nicht, dass der Selbstmord die einzige Konsequenz aus dieser Erkenntnis sei. Im Gegenteil. Er findet: Die Sinnlosigkeit des Lebens schenkt die Freiheit, die es braucht, es zu genießen, als gäbe es kein Morgen. Hören wir auf mit der Verlogenheit, einen Sinn zu suchen, wo es, existenzialistisch betrachtet, gar keinen gibt. Und so glaube ich weder, dass der Alzheimer meines Mannes einen höheren Zweck hat, noch, dass er mich zu einem besseren Menschen macht. Was für ein narzisstischer Bullshit wäre es, das zu glauben.

Es gibt nur Phasen, in denen man seine schlechte Laune nicht zeigen darf, zumindest nicht jedem. Tut man ja mit seinen Krampfadern auch nicht.

Am Anfang der Krankheit sind Erschrecken und Vorsorge erlaubt. Im Laufe der Jahre dürfen es – homöopathisch dosiert – Genervtsein und Überlastung sein. Und nach dem Tod darf sie endlich wieder raus, sie, die so lange eingesperrt war: die schlechte Laune. Natürlich habe ich auch während meiner Ehe Situationen erlebt, in denen ich sauer war. Auch wenn das mit einem Westfalen zuweilen schwierig ist. Versuchen Sie mal einen Maulfaulen zum Reden zu bringen, da können Sie auch gleich Schneebälle flambieren.

Aber ab dem Zeitpunkt seiner Erkrankung hat sich das Verhältnis gedreht: Ich wurde zunehmend stiller. (Zumindest wenn man all das organisatorische Reden herausschneidet: Du musst jetzt essen. Hier sind deine Tabletten. Komm, ich fahre dich zum Arzt. Ist es nicht schön, gerade jetzt?) Ich wurde verlogener, denn was ich Marc früher mit meiner Wut schenkte – meine Wahrhaftigkeit und meine unerschütterliche Überzeugung, dass er mich nicht verlässt, auch wenn ich ihn kränke, verletze, demütige –, das versagte ich ihm jetzt.

Ich habe ihm meine Wut, meine Kleinmütigkeit nicht zeigen wollen. Vielleicht ist es das, was Psychologen meinen, wenn sie sagen: »Die narzisstische Spiegelung verschwindet zunehmend, wenn jemanden das Vergessen befällt.« Ich habe meinem Mann nicht mehr mein ganzes Ich zugemutet, ich habe gefiltert, so wie ich im Job filtere und wahrscheinlich auch bei der Erziehung meiner Kinder, auf jeden Fall aber bei Freunden, die es gerade nicht leicht haben. Eigentlich war mein Mann (früher, als er noch gesund war) der einzige Mensch, dem ich alles von mir darbot: meinen Kopf, meinen Körper, meine Seele, meine Verwundbarkeit, meine Schwäche, meine Unmenschlichkeit. Ich weiß, dass ich mich am Anfang unserer Beziehung mal bei ihm entschuldigte: »Ich bin so schlecht gelaunt, tut mir leid.« – »Das muss es nicht«, war damals seine Antwort, »ich kenne keinen, der gut gelaunt schlecht gelaunt ist.«

Nachdem er krank wurde, war ich mit aller Kraft gut gelaunt schlecht gelaunt. Weil mein Mann mich nicht mehr lesen konnte, weil meine Kinder nicht auch noch eine Motzmutter brauchten, weil ich auf die Hilfe meiner Freunde angewiesen war – und noch mehr auf das Wohlwollen der Ärzte. Nirgends lernt man das strategische Gut-Gelaunt-Sein besser als in einer Arztpraxis nach 18 Uhr. Ich habe in Tübingen Rhetorik studiert, jetzt, 30 Jahre später, kam es mir zugute. Ich weiß, jede Rede dient entweder dem Zwecke des *docere* (des Belehrens), des *delectare* (des Genusses) oder des *movere* (der Erschütterung). Bei Ärzten: definitiv *movere.* Ich wollte sie bewegen, ein neues Rezept auszustellen, eine Anordnung für den Pflegedienst auszustellen, noch ein Antidepressivum für Marc aufzuschreiben (denn warum sollte er auch noch übellaunig sein, wenn er schon vergesslich war?). Ich schäkerte, ich verharmloste, ich versprühte gute Laune, so kalkuliert, dass mir davon hinterher im Auto schlecht wurde. Die Frage »Wie geht's?« wurde so diplomatisch angepasst, als stellte sie Robert Habeck einem Ölscheich. Sei lieber lieb, wer weiß, wofür man den noch braucht. Ich war freundlich, zugewandt und mitfühlend zu den Sprechstundenhilfen, wer weiß, wofür man die noch braucht. Ich war dermaßen dankbar-fröhlich gegenüber den Lehrern meiner Kinder, dass die drei mich nur noch höhnisch ansahen, ihre Augenbrauen fuhren Achterbahn. Ich schaute sogar meinen Therapeuten am Anfang der Sitzung schweigend an, nur für den Fall, dass *er* anfangen und mir von seinen Sorgen erzählen wollte. Es war ein alter Therapeut. Der hielt das aus. Und freute sich, wenn ich aussah, als hätte ich Arno Schmidt ein bisschen zu gründlich gelesen: »Es ist über alle Maßen entsetzlich, ich zu sein!«

Ich merke, dass mich heute die schlechte Laune hinterrücks und mit voller Wucht überfällt, zunehmend auch in nichtkünstlicher Umwelt, also im vulgären Alltag. Was für ein schwarzer Diamant. Ob Pubertät, Wechseljahre, politische Krisen, zu wenig Schilddrüsenhormone: Das ist egal. Ich erlaube mir etwas, was ich fünf Jahre lang unterdrückt habe wie einen Rülpser im Vorstellungsgespräch: meine ungezogene schlechte Laune. Meine Freiheit. Ich raunze meine Kinder an – und genieße das. Ich zerre den Hund von einem Busch weg – und lächele dabei. Ich gucke durch Bekannte hindurch, denen ich auf dem Wochenmarkt begegne – und weiß um die heilsame Wirkung dieser Unhöflichkeit. Sie gibt mir die Individualität zurück, die ich jahrelang unterdrückt habe, um zu funktionieren. Meinen Kindern geht es genauso. Neulich prügelten sich die beiden Großen, man kann sagen: ohne Sinn und Verstand. Das schlechte Gewissen hatte für fünf schlimme Minuten Ausgang. Später, beim Besprechen dieses Ausbruchs, nahm ich mir vor, wütend und streng zu sein. Wütend. Streng. Und mein Ältester hebelte mich leichtfüßig aus, indem er sagte: »Vielleicht ist es so: Wir durften das jetzt so lange nicht, dass es ganz gut ist, wenn wir es jetzt machen. Auch wenn es nicht gut war, war es trotzdem gut.«

Ich muss in solchen Momenten gleich anfangen zu motzen, laut, unbarmherzig, sonst kriegen sie mit, dass ich ihnen recht gebe, sonst kriegen sie mit, dass es mir genauso geht, sonst kriegen sie mit, dass ihr Prügeln viel gesünder ist als die Kastration ihrer Wut. Aber wie bringt man Kindern bei, was das richtige Maß an Wut ist? Dürfen sie auf Marcs Grab pinkeln? Nein, obwohl er nichts dagegen hätte, das weiß ich mit jeder Faser, die ihn liebte. Dürfen sie sein Wasserbett zertrümmern, weil sie den Raum jetzt für sich nutzen wollen? Ja, auch das würde er erlauben. Dürfen sie mich anpöbeln? An guten Tagen erlaube ich es, an energiearmen zerbreche ich daran, dass ich jetzt auch noch das Auffangbecken meiner Kinder sein soll. Aber was soll ich sonst sein? Das ist gerade mein Lebenssinn, Camus, du Arschloch, hast recht. Ich frage nicht nach dem Sinn.

Meine lebenskluge Bullshit-Nachbarin schickt mir ein Insta-Meme. Ausgerechnet das Medium, dass die Verlogenheit und Schönheit für wichtiger hält als die Wahrhaftigkeit.

When you have a bad day
Give up
Go home and sleep
*F*ck it*
Try again tomorrow
Not every bad day can become a good day
*Some days are f*cked*
*And cannot be unf*cked*

*When you have a bad day, that is unf*cked,*
That is what the universe speaking to you
Sending you a message
Listen to the universe. Go home.
Save your energy
Tomorrow is another day
*For now: just f*cking chill*

Oha.

Wir lachen laut über das Meme, weil wir es uns tatsächlich nicht erlauben: einfach mal zu chillen. Uns hinzusetzen. Einen langweiligen Tag unter lauter langweiligen Tagen zu erleben. Weil wir nicht verwechselbar sein wollen unter lauter Verwechselbaren. Weil wir so randvoll mit Selbstherrlichkeit sind, dass uns nicht bewusst ist, wie lächerlich klein dieses Anliegen ist.

Wir haben nach Marcs Tod der schlechten Laune die Freiheit gegeben, die sie verdient. So wie man den Knoblauch liebt, wenn er an die Spaghetti kommt, aber wenn es zu viel wird, stinkt man aus dem Maul.

»Liebe das Leid«, schrieb Hermann Hesse. Heute würde er mit dieser Auffassung nicht mal ein Emoji bekommen, geschweige denn den Literaturnobelpreis.

Witwenscham

Ein paar Jahre nach Ausbruch der Krankheit hatte ich eine Lesung in einem Angehörigenkreis einer Kirchengemeinde. Ich wurde krank und musste meine kleine, tapfere Tochter hinschicken, mich zu vertreten. Sie tat es mit Bravour und hatte jede Menge Neuigkeiten, als sie wieder nach Hause kam: »Die haben mich gefragt, wieso ich so gut über Papas Erkrankung Bescheid weiß«, erzählte sie, »und warum du so viel mit uns darüber sprichst.« Diese Fragen wurden liebevoll auf drei Dutzend Kekstellern drapiert, zusammen mit der ultimativen Schlusswarnung: »Wenn ihr euren Papa ins Heim gebt, wird er früher sterben.«

»Die Himbeerkekse waren am leckersten«, erzählte die Tochter, sie hatte kein Problem mit dem Nachmittag. Ich konnte die Schüssel nicht halten, in die ich brechen wollte, als sie mir davon erzählte. Leider war ich halskrank und konnte nur schweigend zuhören, ein aus vielen Gründen unbefriedigender Zustand. Aber ich habe gelernt:

- Man redet in der Familie nicht darüber, wenn ein Familienmitglied erkrankt.
- Man redet auch nicht in der Öffentlichkeit darüber.

- Man redet am besten gar nicht darüber, sondern schweigt, leidet und füttert seine Scham jeden Tag mit Himbeerkeksen.

Schweigen, schämen, leiden ist ein Dreiklang, der immer noch eher Frauen zugeschrieben wird als Männern. Dabei schweigen die eigentlich lieber und intrinsischer. »Willst du nicht lieber einen Blog schreiben als ein Buch?«, fragt mich ein Gutmeinender. Warum? Weil man einen Blog nicht liest? Weil man damit kein Geld verdient? Weil damit nicht öffentlich wird, dass ich künftig jeden Euro, den meine Kinder und ich benötigen, allein verdienen muss? Ja! Allein. Verdienen. Weil man sich nicht beim Schämen zuschauen lassen soll? Weil Öffentlichkeit automatisch Voyeurismus nach sich zieht? Weil ich in zehn Jahren anders über diese Zeit hier denken werde als jetzt? Weil Marcs Kinder sich schämen? Oder sich schämen könnten? Oder mit jemandem liiert sind, der sich schämt? Was ist das überhaupt: Scham?

Mit den Kindern hatte ich einen Deal: Sie waren für die Häufchen unseres Hundes zuständig. Ich für die meines Mannes. Nach Jahren der Erkrankung hört man auf, schamvoll zu sein, man wird pragmatisch.

Als früherer Notarzt konnte man Marc mit Urin, Kot, Erbrochenem nicht mal eine Gefühlsregung entlocken. Als er krank wurde, verlangte er stillschweigend von uns dasselbe. Ich war mir früh sicher: Die Windeln werden es nicht sein, die ihm seine Würde nehmen. Denn natürlich beschämen Körperausscheidungen nicht alle Patienten, nicht immer, nicht zwangsläufig.

Überhaupt: Beschämungen unterteilen sich in Härtegrade, ähnlich wie Bleistifte. Eine Beschämung ersten Grades ist der offene Hosenstall – tut keinem weh, ist trotzdem doof, wenn man gerade eine Präsentation hält. Man sollte hier wohl eher von Peinlichkeit als von Scham reden.

Beschämungen zweiten Grades gehen da schon tiefer. Wenn man im Nachhinein an sie denkt, wird einem wieder heiß und unwohl, man kann das Körpergefühl der Scham mit dem bloßen Gedanken daran reproduzieren.

Beschämungen dritten Grades sind so tief in uns verankert, dass sie auch funktionieren, wenn wir gar nichts damit zu tun haben, weil sie beispielsweise in eine Zeit zurückreichen, als wir noch gar nicht auf der Welt waren. Die Scham über die Taten des Dritten Reiches sind wohl das geschichtlich eindrücklichste Beispiel für diese tief sitzende Faszien-Scham. Wir funktionieren als Scham-Stellvertreter und werden dieses Gefühl wohl auch an unsere Nachkommen vererben.

Scham bei Krankheit, Versehrtheit und Tod sind Beschämungen zweiten Grades. Man weiß, dass es eigentlich keinen Grund für das Nachhallen des Gefühls gibt – und trotzdem hat es eine lange Halbwertzeit. Der offene Hosenstall war Marc in den letzten Monaten seines Lebens egal. Das Dritte Reich in seiner Monstrosität auch.

Was Marc beschämte, was er in stundenlanges Schweigen verpackte, das war der Verlust seiner Identität. Er konnte nicht mehr helfen, sondern war auf Hilfe angewiesen. Für einen Arzt die größtmögliche Beschämung. Deswegen begegnete er seinem Neurologen auch gern mit Spott. »Na, Herr Kollege, das ist aber eine kleine Handschrift. Schon mal an Morbus Parkinson gedacht?«

Einmal torpedierte mich, mitten während einer Besprechung mit dem Arzt, mein Kreislauf, schwups, da lag ich.

Der Arzt war aufgeregt und holte Marc aus dem Wartezimmer. Heute glaube ich: Das war das schönste Geschenk, das ich meinem Mann an diesem Tag machen konnte. Endlich mal wieder »Nur ein Kollaps, Herr Kollege, sie wird gleich wieder«. Endlich ging es mal nicht um ihn und seine Versehrtheit. Endlich mal wieder machen dürfen. Das Monatelang-nicht-machen-Dürfen nahm ihm nicht seine Würde, aber beschämte ihn zutiefst. Laut singend ließ er sich von mir zurück nach Hause fahren. Der Arzt blieb mit schlechtem Gewissen zurück: ein Alzheimer-Kranker und eine Kreislaufkrücke im Auto auf dem Weg nach Hause. Au Backe!

Scham und Krankheit sind ein komisches Pärchen, das man auf einer Gartenparty tunlichst meidet, weil das eine unsympathisch ist und das andere beängstigend. Wir gucken anderen nicht gern bei ihrer Scham zu, weil uns das selbst beschämen würde.

Dabei hat Scham, wie so viele Gefühle, einen sehr positiven Ursprung. In frühen Steinzeit-Jahren waren die Sippen besser geschützt und im Vorteil, wenn sich alle Gruppenmitglieder an die Regeln hielten und ganz besonders schlechte Gefühle entwickelten, wenn sie es nicht taten. Ein hoher Beschämungsfaktor sicherte das Funktionieren innerhalb der Gruppe und damit ganz schlicht: das Überleben. Der Soziologe Norbert Elias veröffentlichte 1939 zwei Bände *Über den Prozess der Zivilisation*. Darin beschreibt er, wie die Beschämung, ähnlich wie die Kultur, eine permanente bronchiale Kleinverästelung erlebt. »Wie die wechselseitige Abhängigkeit, so wird auch die wechselseitige Beobachtung der Menschen stärker, die Sensibilität und dementsprechend auch die Verbote werden differenzierter.« Die moderne Arbeitsteilung und die damit einhergehende Verflechtung der Menschen brächten demjenigen Vorteil, der seine »Triebwünsche besser regulieren könne«. Scham macht geschäftstüchtig. Jedenfalls Scham an den richtigen Stellen.

Dass Jesus nackt ans Kreuz geschlagen wurde, wie es damals Sitte und Brauch war, galt für viele als größere Beschämung als die Schmerzen, die er vorher durch die Folter ausstehen musste. Nacktheit war schlimmer als Schmerz.

Später, im Mittelalter, standen Pranger auf den Marktplätzen, wurde den Menschen ihr Haar geschoren: einerseits um sie zu demütigen, andererseits um die umstehenden Gaffer zu reglementieren und zu erziehen.

Heute ist »scheinbar« alles erlaubt: Man geht mit einem Hoodie ins Theater, darf die Kartoffeln auf dem Teller zermatschen, und wer sich als Politiker outet, egal als was, steigert seine Street-Credibility und sein Storytelling. Scham findet heute verschämt statt – anonym.

Der größte Unterschied zwischen früherer und moderner Scham, die sich heute vor allem in den sozialen Medien abspielt, sind das Machtgefüge und die Anonymität. Früher wurde von oben nach unten und offen beschämt, damit die Mächtigen ihre Macht erhalten konnten. Heute wird zunehmend von unten nach oben und versteckt beschämt – auch wieder mit dem Wunsch, »die eigene Bedeutung zu vergrößern«, schreibt Matthias Kreienbrink in dem Dossier »Schäm dich« in der *Zeit* vom 19. Januar 2023.

Als ich anfing, über Marcs Erkrankung zu schreiben und zu publizieren, tat ich gut daran, nicht meinen Klarnamen zu verwenden. Ich wollte meinen Kindern neben ihrem Alltag nicht auch noch die Kommentar-Beschämung zumuten, die jetzt eintreten würde. Eine Frau. Schreibt. Über Krankheit. Und dann noch mit Wut im Bauch statt mit einem linden »Anna Maria geht ihren Weg«-Gefühl.

Als ich schreibend über Geldsorgen nachdenke, fliegt es mir erwartbar um die Ohren:

»Zu einem großen Teil handelt es sich bei den Geldsorgen um Luxusprobleme. Dafür ist die Allgemeinheit nicht zuständig. Letztlich kann man außer Essen, Kleidung und Energiekosten fast alles vermeiden. Ich hatte als Kind weder Urlaube, längere Auslandsaufenthalte noch Markenturnschuhe, und das hat mir gar nichts ausgemacht. Seit ich 16 war, habe ich während der Schulferien mehrere Wochen im Jahr gejobbt. Das ist auch von den Kindern der Autorin nicht zu viel verlangt«, schreibt 7P9xY. Und ein »Sakko« ergänzt: »Hier will aber die Autorin noch mehr Geld, und fast alle Kommentatoren stimmen zu. Ich verstehe es nicht. Nur weil sie herzerweichend schreibt? Das ist ihr Beruf.«

»Wenn du jetzt noch ein Buch schreiben willst, dann sollten zwei Gründe niemals dafür ausschlaggebend sein«, sagt ein ehemaliger Nachbar, eher Freund als Bekannter, erfolgreicher Unternehmer, Macho, aber dennoch auch ein Fürsorge-Abonnent: »Wenn du dich mit dem Buch profilieren oder Geld verdienen willst, dann lass es.«

Warum *schreibt* man? Würde ich nicht auffallen wollen, nähme ich ein Tagebuch, würde Geld keine Rolle spielen, dann schriebe ich einen Blog. Ist das adäquater – genauso gefühlsinkontinent, aber vertrieblich eine Lusche? Darf man schöne Sushi-Gerichte fotografieren, Berg-Welten, Kinder-Schnuten, Alltag, Hedonismus, Konsum, aber ist es moralisch verwerflich, Leid – buchstäblich – zu teilen? Leidet es sich einsam besser? Haben andere ein besseres Leben, wenn sie niemals mit Leid in Berührung kommen, bis es sie selbst ein erstes Mal trifft? Oder ist es gar kulturelle Aneignung, wenn Frauen das machen, wofür Männer jahrhundertelang nicht mal beachtet wurden: Sie verdienen Geld, um ihre Familie zu ernähren?

Ich fange an, mich zu schämen. Nicht, *was* ich schreibe, sondern *dass* ich schreibe, beschämt mich. Die Konvention schreibt vor, dass man diskret leidet. Tut man es nicht, ist es, als scheide man aus oder denke unreines Zeug. Die Konvention hilft aber nicht, sie macht nur gefügig. Und sie gilt nur für Frauen. Ich ärgere mich, dass ich in einem Buch über Krankheit auch über Emanzipation schreiben muss.

Als ich in kleiner Runde einen Text über Marc vorlese, merke ich, dass die anwesenden Frauen und Männer unterschiedlich reagieren, obwohl es alle gut und wohlwollend mit mir meinen. Die Frauen *segnen*, ja, vielleicht kann man das wirklich sagen, meinen Text ab, vielleicht wäre *empowern* das modernere, aber auch dämlichere Wort dafür.

Und die Männer? Werden unruhig. »Dein Text quillt über vor Tapferkeit«, moniert der Erste, »Warum ärgert es dich denn so, Schwarz tragen zu müssen, es kleidet dich doch?«, fragt der Zweite. Der Dritte erzählt in drei Minuten von acht Todesfällen in seiner Familie. Die Aufzählung ist so steril und nüchtern, dass man zwischen Tod Nummer fünf und Tod Nummer acht ganz durcheinanderkommt. Wer war noch mal der, der einfach so im Schlaf gestorben ist? Wer brauchte die Organspende?

Was empört die Männer? Warum erleben sie meinen Text als Respektlosigkeit, so als wären die Schilderungen darin Heftzwecken, auf die man bloß nicht treten darf? Und was haben sie mit dem Wort »Tapferkeit«? Tapferkeit ist so ein Alzheimer-Wort, davon wird mir speiübel.

»Aber warum? Tapfer ist doch gar nicht so schlimm«, versucht die beste Freundin der Welt zu besänftigen. »Wenn jemand arge Schmerzen hat und die aushält, dann sagt man doch: Er ist tapfer.«

Ja, aber man sagt es immer nur von oben nach unten. Stündest du neben dem Papst und er schnitte sich in den Finger, würdest du niemals sagen: »Oh, Eure Heiligkeit ist aber tapfer.«

»Kann es nicht sein, dass du aufgrund deiner familiären Prägung ein überdimensional großes Über-Ich besitzt, das dir nach Marcs Tod verbietet, so frei und unbeschwert zu sein, wie du jetzt gerade bist?«, versucht sich ein befreundeter Musiker als Hobby-Analytiker. Ich kann nicht sofort antworten, weil ich von meinem Computer gerade zu abgelenkt bin.

Zeitgleich zu seinen Ausführungen über mein Über-Ich lese ich, wie Patricia Riekel (Ex-Chefredakteurin der *Bunte*) über Wolfgang Porsche,79, schreibt, der sich von seiner vor vier Jahren geheirateten Ehefrau Claudia scheiden lässt, weil sie eine »Form von Demenz« hat. Frau Riekel findet: »Ich glaube, dass es großen Mut und viel Ehrlichkeit braucht, um in dieser Situation eine Entscheidung für das eigene Leben zu treffen. … Wolfgang Porsche ist ein seriöser Unternehmer vom altem Schlag. Er will alles korrekt handhaben. Bloß keine halben Sachen, keine ungeordneten Verhältnisse. Niemand hat das Recht, ihn deswegen zu verurteilen.«

Das Pendant zu Wolfgang Porsche wird ebenfalls und ironischerweise am selben Tag von *Bild* ausgeschlachtet und als Schlachtabfall weiterverwendet: Corinna Schumacher. Die Frau des ehemaligen WM-Rennfahrers Michael Schumacher lebt seit seinem Unfall vor zehn Jahren nach wie vor bei ihm. Und über sie schreibt die *Bild*:

»Es ist jetzt fast zehn Jahre her, und Corinna konnte nicht zu einer Party gehen, zum Mittagessen oder so etwas. Sie lebt wie eine Gefangene, weil jeder mit ihr über Michael reden will, während sie nicht jede Minute daran erinnert werden will.«

Der Subtext, der sich von beiden Prominenten-Storys einbrennt (und weitervererbt), ist folgender: Der Mann, ein »seriöser Unternehmer vom alten Schlag« will »alles korrekt handhaben« und trifft deshalb eine Entscheidung für das »eigene Leben«. Frau Schumacher »lebt wie eine Gefangene«. Der Mann schafft Fakten, die Frau hält aus. Und wenn sie das tut, ist sie »tapfer«.

Ich will nicht tapfer sein.

Sagt jedes andere Wort: mutig, respektlos, von mir aus verbissen. Alles nehme ich lieber als dieses Klein-Ihmchen-Wort. Tapfer verdonnert zu weiblicher Güte, zum holden Erdulden, zum Schwarz-Tragen.

Im Alten Testament werden Witwen als Gruppen fast immer zusammen mit ähnlich bedürftigen und gesellschaftlich schwächeren Gruppen erwähnt: mit den Fremden, mit Bettlern, mit den Armen und mit den Leviten.

»Witwe zu werden war eine soziale Krisensituation«, schreibt das wissenschaftliche Bibel-Lexikon. Dem konnte man nur mit strategischer Demut begegnen. Man war »tapfer«.

Über Marc hat niemand jemals gesagt, er sei tapfer. Und ich glaube auch nicht daran, dass man mit Tapferkeit weit kommt. Als Marc am Anfang seiner Erkrankung depressiv wurde, haben wir mit einer Ausstellung versucht, seine Selbstwirksamkeit und seinen Hedonismus zu aktivieren. Nein, wir waren nicht *tapfer*, wir waren *kreativ*. Als ich mit ihm bei einem Gutachter-Arzt saß, der beurteilen sollte, ob er noch arbeiten kann oder schon Rente beantragen darf, war ich nicht *tapfer*, sondern argumentativ *klar* und *sachlich* und damit gleichzeitig in einem kommunikativen Hoch-Status, wie es im Theater-Jargon heißen würde. Kurze Sätze. Blickkontakt. Erhobener Kopf. Anzug und Goldschmuck. Ich habe verbal und nonverbal versucht, dem Arzt klarzumachen, dass ich gegen jede seiner Entscheidungen vorgehe, falls ich sie nicht akzeptiere.

Als wir einen Heimplatz für Marc finden mussten, hätte die Pflegedienstleitung alles abgewunken, was nach »tapfer«, »starker Frau« und »wie macht sie das nur?« geklungen hätte. So was hören die jeden Tag. Wir waren als Angehörigen-Familie attraktiv, weil wir Humor durchblitzen ließen. Das versprach einen leichteren Umgang als mit denen, die sich leidend und schweigsam und mit Güte vordrängelten. Trotz der vielen kleinen Erfolge, trotz des großen Einen, obwohl wir es als Familie geschafft haben, nicht zusammenzubrechen, fühlt es sich jetzt falsch an, darüber zu schreiben. Es ist ein bisschen wie mit den Erziehungssätzen meiner Jugend: Sei herausragend, aber falle dabei nicht auf. Herausragen musst du teuer bezahlen: mit subtiler sozialer Isolation. Und trotzdem schreibe ich jetzt gegen meine Scham an. Warum? Weil Schreiben mein Job ist? Weil ich es ungerecht finde, dass von Männern etwas anderes erwartet wird als von Frauen? Weil ich mir erhoffe, damit leichter abschließen zu können? Oder weil ich weiß, dass ich für das »stille Leiden« keine Auszeichnung bekomme? Viermal Ja.

Die Scham, die man empfindet, wenn man nicht sozial erwünscht ist, ist bei Frauen größer als bei Männern. Der Psychologe Wolfgang Kalbe hat in einer Studie den Scham-Intensitätsgrad von Männern und Frauen vermessen. Ergebnis: Er ist bei Frauen höher. Deutlich.

Und bei Witwen ist er noch höher, weil Scham eine gebrochene Verbundenheit zum Rudel symbolisiert. Scham grenzt aus. Ist mein Partner tot, wächst mein Wunsch nach Verbundenheit. Ich glaube, dass es immer noch etwas wie Witwenscham gibt. Keiner würde mir vorschreiben, wie ich zu leben habe, aber die mikrofeinen sozialen Auswirkungen, die spüre ich. Als ich das erste Mal nach Marcs Tod zusammen mit den Kindern Ski fahre, fragt mich ein Freund: »Wie teuer ist denn der Urlaub?« Als ich überlege, wo wir nächstes Jahr hinfahren, wirft eine Freundin ein: »Na, du wirst ja nicht zwei Jahre hintereinander Ski fahren. Was das kostet!« Ich schäme mich in diesen Augenblicken, weil es mir suggeriert, dass ich mir etwas nehme, was mir nicht zusteht.

Im ersten Brief des Paulus an Timotheus wird das noch klar ausgesprochen: »Das ist aber eigentlich eine (rechte) Witwe, die einsam ist, die ihre Hoffnung auf Gott stellt und bleibt am Gebet und Flehen Tag und Nacht. Welche aber ihren Lüsten lebt, die ist lebendig tot.«

Ich fürchte, selbst wohlmeinende Ausleger des Neuen Testaments werden Skiurlaube eher der Lust zuschreiben als der Hoffnung auf Gott.

Soll mir keiner erzählen, dass wir diese Konventionen längst abgestreift hätten. Sie leben in uns weiter, als wären sie das, was Marc nicht war: unsterblich.

Spültabs, Brot und Ziegenkäse

Ich fürchte mich so vor der Menschen Wort.
Sie sprechen alles so deutlich aus:
Und dieses heißt Hund und jenes heißt Haus,
und hier ist Beginn und das Ende ist dort.

Mich bangt auch ihr Sinn, ihr Spiel mit dem Spott,
sie wissen alles, was wird und war;
kein Berg ist ihnen mehr wunderbar;
ihr Garten und Gut grenzt grade an Gott.

(Rainer Maria Rilke)

Dieses Gedicht habe ich Marc mal auf unsere Bettwäsche gemalt. Er hat es gemocht. Ich liebe es. Vor allem wegen der Furcht.

Der Dichter Rainer Maria Rilke war eine feinstoffliche Koryphäe. Er schrieb nicht von »Angst«, er schrieb von »Furcht«. »Mich ängstigt so der Menschen Wort« hätte zwar rhythmisch gepasst, aber nicht inhaltlich. Es gibt einen Unterschied zwischen Furcht und Angst. Furcht ist konkret, Angst diffus. Ein furchtsamer Mensch ist nicht per se ein Angsthase. Nur Starke, Dumme, Wasserdichte nehmen beide

Begriffe als Synonym. Alle anderen fürchten sich vor Spinnen oder der Klimakrise (oder der Wörterbrutalität anderer, so wie Rilke), aber haben keine generalisierte Angststörung, die sich um sie legt wie diese Therapiedecken, nur in Böse. Angst ist schwer, erdrückend, und selbst im Schlaf kann man sie nicht einfach abstrampeln.

Furcht habe ich den ganzen Tag. Steuerfurcht, Finanzfurcht, Gesundheitsfurcht. Wenn ich morgens und abends aber im Bett liege, habe ich Angst. Angst vor dem Einschlafen, Angst vor dem Aufwachen, Angst vor der Angst im Liegen. Horizontale Angst ist immer fordernder als vertikale. Kommt dann noch die nächtliche Stille dazu, ätzt es zusätzlich. Und Unbeweglichkeit ist das dritte Gift. Liegen, Stille, Nacht = Angst.

Durch Laufen kann man der Angst beikommen, sie abschütteln. Durch Laufen entkomme ich der Angst. Das geht mit der Furcht nicht. Furcht läuft immer mit, weil sie so konkret ist, messbar, real, gewöhnlich. Bevor Marcs Krankheit diagnostiziert wurde, hatte ich Furcht vor der Wahrheit. Kann es nicht einfach eine Depression sein? Dabei wussten wir beide, dass er dazu nicht neigt. Und als die zuerst konsultierte Oberärztin einer Gedächtnissprechstunde mich nach der ersten Untersuchung leise beiseitenahm und sagte: »Das ist auf keinen Fall Alzheimer, dazu ist er doch viel zu sortiert im Gespräch«, habe ich ihre Fehldiagnose geliebt und gehütet. Wie kann man diagnostische Fehler so lieb haben? Ich wusste, dass sie unrecht hatte. Aber ihr Fehler gab uns zwei Monate Aufschub, in denen wir so tun konnten, als hätte sie recht. Wir wussten beide, dass das Bullshit war. Wir brauchten beide den Bullshit. Bis heute weiß ich nicht, ob das eine sehr kluge Ärztin war oder eine sehr dumme. Wahrscheinlich beides.

Während der fünf Jahre Krankheit fürchtete ich meine eigene Kraftlosigkeit, meine Beschränktheit im Durchhalten, meine Nähe zur Aufgabe. Was, wenn ich nicht durchhalte? Wenn die vielen Unken in meinem Umfeld recht hatten mit »Du bekommst einen Burnout – die Frage ist nicht, ob, sondern nur, wann«? Mein Vater hätte entgegnet: »Ach, so schnell burnoutet sich's nicht« – aber der war tot. Halte ich durch? Halten meine Kinder durch? Hält Marc durch? Können Alzheimer-Kranke eigentlich auch einen Burnout bekommen? Durch die Länge ihrer Erkrankung? Weil ihre Einschränkungen eine Belastung sind? Durch die Scham der erzwungenen Ergebenheit, die ihnen aufgebürdet wird? Alzheimer-Burnout. Irgendwie würde man diesen Doppelbegriff nicht verwenden. Warum eigentlich nicht? Weil Burnout mit Arbeit und Leistung verbunden ist? Aber die Kranken arbeiten jeden Tag auf Hochtouren. Marc hat hirnphysiologisch nie so viel geleistet wie in den fünf Jahren, als er sich mittags an den Tisch – *was ist noch mal ein Tisch?* – setzen musste – *welchen Stuhl soll ich nehmen?* Als er den Löffel – *was ist ein Löffel?* – in die rechte – *rechte?* – Hand nehmen und die Suppe löffeln sollte. *Warum*? Weil es alle tun? Weil die Person neben ihm gesagt hat: Wir essen jetzt zu Mittag? *Was ist das? Mittag? Warum essen da alle?* Wer das einmal versucht zu imitieren, vielleicht in einer fremden Familie, in einem fremden Land, mit einer fremden Sprache, der weiß, warum Alzheimer-Kranke so oft abnehmen. Weil der Körper kaum all die Kalorien nachschaufeln kann, die es für diese Hirnkompensationsleistung braucht. Und jede Top-Managerin, jeder Krankenpfleger hat wenigstens abends, am Wochenende, zu Weihnachten, auf dem Klo frei. Ein Alzheimer-Hirn hat nie frei. Es muss immer denken. *Was ist das? Denken?*

Ich habe mich vor Marc immer geschämt, wenn ich mich fürchtete, nicht mehr zu können. Ihn fragte keiner: Kannst du noch? Kannst du noch krank sein? Kranke dürfen keinen Burnout haben. Dabei hätten sie alles Recht der Welt darauf. Kranke wollen auch einfach mal nicht krank sein dürfen, wenigstens für einen Augenblick.

Es ist Freitagabend. Ich komme von der Arbeit. Sie war anstrengend, aber jetzt ist Wochenende. Marc ist wie immer im Garten, er läuft unruhig auf und ab. Als ich zu ihm gehe, kommt er aufgeregt auf mich zu: »Katrin, jetzt haben wir keine Sorgen mehr!« – »Was ist passiert?« Es dauert fünf Minuten, bis ich von ihm erfahre, was los ist. So lange wiederholt er den für ihn wichtigen Satz: »Katrin, jetzt hast DU keine Sorgen mehr.« »Warum??« – »Wir haben im Lotto gewonnen!«

Wir spielen kein Lotto. Wir haben noch nie Lotto gespielt. Wir spielen überhaupt keine Glücksspiele. Aber das ist in seiner Welt egal. Er hat nur das Wort »Lottogewinn«, das ihn trägt. Und »sorgenfrei«.

Es ist, als nähme er sich Urlaub von seiner Bedürftigkeit. Wer einen Lottogewinn hat, dem geht's gut, der muss sich nicht fürchten. Der hat keine Angst.

Und was für Gnadenlose wären wir, wenn wir ihm diese zeitlich begrenzte Sorglosigkeit nicht gönnten und ausbauten? Wir spielen alle mit. Als mein Sohn vom Training kommt, laufe ich ihm lachend entgegen, Marc hört genau zu: »Papa hat im Lotto gewonnen. Ist das nicht toll?« Meine Kinder sind zu dem Zeitpunkt schon so lebensgeschult, dass keiner auch nur *zuckt*. »Papa, das hast du toll gemacht. Wie viel hast du denn gewonnen?«

Marc strahlt. »Viel. Ganz viel. Und Mama hat jetzt keine Sorgen mehr.«

Wir bauten ihm am nächsten Tag den schönsten Überreichungsscheck, den wir in der Eile basteln konnten. Ein Freund war sofort bereit, abends den Überbringungsbeamten zu spielen. Er klingelte pünktlich und beglückwünschte Marc zu einer Million Euro Gewinn. »Dafür verbürge ich mich.« Marc hat sich artig bedankt und ihn danach zu einem Bier eingeladen. »Nein, hole ihm zwei, Katrin. Wir haben doch jetzt keine Sorgen mehr.« »Ich glaube, das darf ich gern annehmen, ohne dass es Bestechung ist«, sagte der Fake-Überbringer und setzte sich zu uns allen an den Tisch. Er wurde ein herrlicher Abend.

Und nein, wir haben nicht auf unethische Weise mit dem kariösen Gedächtnis meines Mannes gespielt. Wir haben ihm Sorglosigkeit geschenkt. Und ein Märchen. Meine Kinder habe ich mit dem Christkind beglückt, viele Jahre lang. Wenn ich einen aufregenden Roman lese, in den ich so abtauche, dass es mich gruselt oder erfreut oder fesselt, dann erlese ich mir auch seitenweise Urlaub vom Alltag. Eigentlich ist Religion auch nichts anderes als Urlaub von der Weltlichkeit. Wer sind wir, dass wir ausgerechnet Kranken die Erholung von ihrer Krankheit absprechen?

Nach Marcs Tod fürchte ich mich vor allem vor Ausgrenzung. Was innerhalb der Krankheit ein origineller, kreativer Umgang mit Krisen war, verwandelte sich nach seinem Tod in eine starre Konvention. In eine Trauerverpuppung, für die sich lebendige, kreative Lösungen nicht ziemen. Irgendwie ist das die größte Furcht. Die Furcht vor dem langen, leisen Alleinsein, die Furcht vor dem Zusammenbrechen, jetzt, wo alles geschafft ist. Ja, vielleicht auch die Furcht, künftig weniger herausragend zu sein, so was nennt man wohl Narzissmus. Witwe zu sein, verlangt nicht so viel Kreativität, wie Angehörige zu sein. Ich fürchte mich auch vor meinem eigenen Buch. Ich fürchte mich vor meiner eigenen Beliebigkeit und vor meiner Wehleidigkeit. Ich fürchte mich vor meiner künftig zunehmenden Schutzlosigkeit. Die Handynummer von Marcs Arzt ist jetzt gelöscht. Der Alltagshelfer, der drei Jahre lang bei uns wohnte, ist ausgezogen. Die Bestatterin, die Marc ganz wunderbar und liebevoll final bettete, grüßt mich nicht mehr, als wir nebeneinander an der Ampel stehen und zu Edeka wollen. Natürlich grüßt sie mich nicht mehr, die Beerdigung ist vier Monate her. Und wahrscheinlich dachte sie gerade an »Spültabs, Brot und Ziegenkäse«, als sie durch mich hindurchsah. Aber ich sah nicht nur sie, ich sah auch die Furcht, die neben mir stand. Die reale, ganz und gar konkrete Furcht vor der Einsamkeit. So viel kann man gar nicht joggen.

Ich habe gelernt: Furcht begegnet man am besten durch Aktion, Kommunikation, Aufklärung, durch *Resonanz*. Einer Angst begegnet man am besten durch Sinnlichkeit, Selbstfürsorge, Hedonismus: Es ist allein leichter, die Angst loszuwerden. Manchmal reicht es, sie als gegeben zu akzeptieren, um sie so zu demütigen, dass sie ihre Macht verliert.

Bei Marc war es genauso: Wenn er Angst hatte, hielt ich meinen Mund. Ich versuchte, seine Hand zu halten, ihm maximal mit einem gesummten Ton zu zeigen, dass er nicht allein ist. Hatte er Furcht, konnte ich sie durch Reden oft zerstreuen, auch ein ablenkender Vanillepudding tat seinen Dienst. Und wenn alles nichts half, musste der Hund das tun, wofür er angeschafft wurde: lieben ohne Ansprüche.

Wir Deutschen haben am meisten Angst vor Krebs. Platz zwei: Demenz.

Für Arno Geiger, der in dem Buch *Der alte König in seinem Exil* die Alzheimer-Erkrankung seines Vaters beschrieb, ist sie sogar die Krankheit des Jahrhunderts. Nicht nur, weil stetig mehr Menschen an ihr erkranken, sondern weil sie der Inbegriff von pathologischer Auflösung ist, ein Zustand, den man auch der postmaterialistischen Gesellschaft zuschreiben kann.

»Für uns alle ist die Welt verwirrend«, heißt es an einer Stelle in Geigers Buch, »und wenn man es nüchtern betrachtet, besteht der Unterschied zwischen einem Gesunden und einem Kranken vor allem im Ausmaß der Fähigkeit, das Verwirrende an der Oberfläche zu kaschieren. Darunter tobt das Chaos.«

Vor noch nicht allzu langer Zeit standen unsere gesellschaftlichen Werte wie ein Soldat. Ordnung. Pünktlichkeit. Sparsamkeit. Letztere war mal eine Tugend. Heute hat man sie erst ironisch gebrochen (»Geiz ist geil«), dann moralisierend demontiert. Wer heute geizig ist, ist es oft auf Kosten von Herstellungsbedingungen, Nachhaltigkeit, Umweltaspekten.

Wer tolerant gegenüber Nächsten sein möchte, kann dies nur, bis es eine bestimmte Grenze touchiert. Der österreichisch-britische Philosoph Karl Popper hat 1945 das sogenannte *Paradoxon der Toleranz* so beschrieben: »Uneingeschränkte Toleranz führt mit Notwendigkeit zum Verschwinden der Toleranz. Denn wenn wir die uneingeschränkte Toleranz sogar auf die Intoleranten ausdehnen, wenn wir nicht bereit sind, eine tolerante Gesellschaftsordnung gegen die Angriffe der Intoleranz zu verteidigen, dann werden die Toleranten vernichtet werden und die Toleranz mit ihnen.« Die Auflösung und Infragestellung von Werten kennzeichnet die Epochen der Moderne ab 1945, der Postmoderne und des neuen Realismus.

Und ebenso, wie sich die Werte auflösen, löst sich auch das Hirn, die Verortung von Werten bei Demenzerkrankungen auf. So kommt es zu einem seltsamen Paradox: Einerseits sind Alzheimer und Demenz zu einem medialen Dauerbrenner geworden. Walter Jens, Rudi Assauer, Bruce Willis sind unfreiwillig Passionierte. *Honig im Kopf, Still Alice, The Father* setzen die pathologische Abwendung von der Welt kinowirksam in Bilder um. Andererseits schaudert's uns bei der bloßen Vorstellung, wir müssten weiterleben, wenn wir nicht mehr wissen, wozu man eine Zitronenpresse benutzt. Uns schaudert's, *und* wir fühlen uns hingezogen zu dieser Zumutung.

Susan Sontag hat in ihrem Klassiker *Krankheit als Metapher* früh die Potenzierung von Kranksein beschrieben, die eine Krankheit, über die man nicht spricht, hervorruft. »Jede Krankheit, ... die man heftig genug fürchtet, wird als im moralischen, wenn nicht wörtlichen Sinne ansteckend empfunden.« Und in der Fortsetzung *Aids und seine Metaphern* schreibt sie: »Die furchtbarsten Krankheiten sind jene, die nicht nur als tödlich, sondern im wahrsten Sinne des Wortes als entmenschlichend wahrgenommen werden.«

Alzheimer ist Kontrollverlust plus Hirnverlust, der Worst Case für uns Menschen dieser Tage, wahrscheinlich doppelt und dreifach so schlimm wie zu irgendeiner anderen Zeit unserer Kultur, weil wir uns – fern von Religion, Tradition und Ritual – gezwungen sehen, unser Leben zu beherrschen, und das in einer Zeit, die das Nicht-Beherrschen sichtbar und erlebbar macht: Corona, Klima, KI – in welchen Bereichen der heutigen Kultur, des Alltags, der Medizin haben wir etwas unter Kontrolle? »Man kann sogar zu der Annahme kommen, dass Kultur insgesamt der Furchtbewältigung dient«, schreibt der Kulturwissenschaftler Hartmut Böhme.

»Gesundheit ist nur ein Mangel an Diagnostik«, hat Marc früher immer geunkt und damit den Angstzustand vieler in Worte gefasst. Angst – nicht Furcht.

Gemütliche Verarmung

Im Duden steht unter »vermissen«: »sich mit Bedauern bewusst sein, dass jemand, etwas nicht mehr in der Nähe ist, nicht mehr zur Verfügung steht, und dies als persönlichen Mangel empfinden.« Und dann steht da noch »schwaches Verb«, so als wollte selbst der Duden leise warnen, sich nicht zu lange mit diesem Wort ver-traut zu machen. Vermissen. Man soll dem Wort nicht trauen. Vermissen macht schwach. Vermissen macht wehleidig. Vermissen macht gescheit. Es priorisiert. Allerdings tut das Priorisieren ziemlich weh. »Das ist die Sehnsucht: wohnen im Gewoge und keine Heimat haben in der Zeit«, hat das Rainer Maria Rilke genannt. Ich habe keine Heimat mehr in der Zeit.

Manchmal fliegt die Zeit, wenn wir zu viert am Küchentisch sitzen und liebevoll über Marcs schlechten Kleidergeschmack lästern. Dann möchte ich nie müde werden, obwohl ich es längst bin, dann möchte ich mich besaufen, obwohl ich keinen Alkohol vertrage, dann möchte ich auf den Tisch klettern und den Dab[13] tanzen, obwohl sich meine Kinder dann am liebsten zu Marc ins Grab legen würden. Aus Scham. Dann erleben wir trotzdem eine sorglose Heimatlosigkeit in der Zeit. Mein Gott, eine peinliche Tanzbewegung, mit der sich Erwachsene jung fühlen wollen. Ich liebe diese Zustände der Banalität, weil sie mir nicht mehr so einfach zuteilwerden. Ich habe im Angesicht des Alzheimers erfahren, dass fast alles banal werden kann im Leben. Und das Leben hat sich dafür gerächt: Es zieht sich beleidigt zurück und schenkt mir nur noch selten Momente der kostbaren Banalität.

An Tagen, an denen die Banalität mich mit dem Leben erpresst, muss ich drei Entschuldigungen auf einmal unterschreiben, eine Deutscharbeit, eine Anmeldung für die Klassenfahrt, nein, wir brauchen keine Sozialunterstützung, 72 Adventskalenderpäckchen plus Nikolaus- und Weihnachtsgeschenke besorgen, entscheiden, ob der 17-Jährige schwarzarbeiten darf, wann der 15-Jährige am Freitagabend zu Hause sein soll, wie bauchfrei die 13-Jährige in die Schule darf. Jede einzelne Entscheidung ist wie ein einzelner Atemzug. Machbar. Es ist die Masse der Entscheidungen, die mich zu schnell atmen lässt. Wie bei einer Panikattacke: Zu viel Sauerstoff im Hirn, Schwindel, Angst, Depersonalisierung, man steht neben sich und betrachtet sich wie ein in Harz gegossenes Insekt. Ich bräuchte dann jemanden, der mich in eine Tüte rückatmen lässt, jemand, der meine Aufgaben entsorgt. Aber finden Sie mal jemanden, der morgens um sieben »Mama, du musst hier noch unterschreiben«-Alltagsaufgaben entsorgt.

Trotzdem gibt es sie. Die Sorgenabnehmer. Als mein Sohn ohne mich eine unerlaubte Hausparty mit 150 Gästen und (nettem!) Polizeieinsatz schmiss, steckte mir Marianne, meine Lebensretter-Nachbarin, hinterher: »Aber er hatte die Fete seines Lebens!« Eine befreundete Richterin, Silja, merkte trocken an: »Strategisch bist du billig mit dieser Party weggekommen. Das war die erste und die letzte für ihn.« Ich traf kifferfahrene Freunde, die lachten: »Was? Das ging nur bis eins?« Diesen Trost, der die Sorgen zerstreut, hätte früher Marc mir gespendet, mit einer einzigen Umarmung. Vielleicht wären wir uns auch in die Haare geraten, weil er andere Erziehungsgrundsätze hatte als ich. Wir hätten dann gestritten, laut, unfair, irgendwann wären Sätze gefallen wie »Du hast doch noch nie …«, »Du verstehst einfach nicht …«, aber wir hätten gestritten. Als Paar. Man kann nur mit jemandem streiten, der einem etwas bedeutet. Heute streitet kaum noch einer mit mir. Entweder schonen mich die Leute. Oder ich bin ihnen unwichtig. Das ist nicht anklagend gemeint. Aber warum sollte eine Nachbarin mit mir streiten? Eher zieht sie sich vornehm zurück: Nee, du, da habe ich leider keine Zeit.

Es gibt keinen Grund mehr zum Streiten, es gibt genügend Abstand und auch genügend Anstand: Wer streitet mit einer Witwe? Und doch: Eines Tages ist er da. Der Streit und das Vermissen.

Ein Jahr nach Marcs Tod keife ich eine Freundin an, die ich aus Kindergartentagen kenne, also seit immer. Schwesterngleich. Sie hat meine Magisterarbeit gegengelesen. Sie kam zur Hochzeit. Sie war die Erste, die ich anrief, als meine Kinder auf die Welt kamen. Sie kennt mich länger als Marc. Bis zum letzten Tag meines Lebens werde ich ihr verbunden sein, in guten wie in schlechten Zeiten. Gerade sind rotzschlechte Zeiten. Wir hatten Streit.

Es war ein böser Streit, ein unfairer, mit Spucketröpfchen. Wer in diesem Moment an ihrem Haus vorbeiging, wäre neugierig stehen geblieben. Wir schlugen, hauten, traten uns – mit Worten. Der Grund? Egal. Der Streit fand in ihrem Haus statt, meine Kinder hörten zu, ein Schnupfen ließ mich wimmern. Es war der schlimmste Streit meines Lebens. Er war der erste Wieder-allein-Streit. Die Freundin schonte mich nicht. Jetzt ist mal gut ..., was du schon lange mal begreifen musst ... Ihr Mann griff ihr solidarisch und wortgewaltig unter die Arme. Meiner lag 500 Kilometer entfernt unter der Erde und rührte sich nicht. Nicht mal ein »Komm nach Hause, Liebe, hier gehörst du hin« hörte ich von ihm. Er lag kompostiert in der Urne, die sein Sohn ihm geschnitzt hatte, und konnte mir nicht mehr helfen. Später ging das Ehepaar gemeinsam zu Bett und lästerte sich womöglich auch noch beruhigend in den Schlaf. Die hat sie ja auch nicht mehr alle ... beruhige dich, die spinnt ... Es war ein Abend der *gemütlichen Verarmung*, wie es mein Arzt genannt hätte. Wenn das Gemüt verarmt, merkt man es anfangs nicht, weil es sich so gewohnt, eingerichtet, erwartbar anfühlt. Aber. Ein Gemüt, das verarmt, verhindert jede Empathie und macht resonanzfrei. Wir erreichen einander nur, wenn wir einander verstehen. »Ein Gespräch setzt voraus, dass der andere recht haben könnte«, sagte der Philosoph Hans-Georg Gadamer in einem Interview mit dem SPIEGEL. Hier setzte niemand voraus, dass der andere recht haben könnte. Aber wir waren ja auch noch alle nicht 100. Vielleicht kommt diese Einsicht noch. Derweil verarmten wir nur. Und ich lag in einem Gästebett und atmete. Ich trauerte um meine fehlende Hälfte, meinen Mann. Oder trauerte ich um mich, die Augenblicksschwache? Vermisste ich meinen Mann, oder vermisste ich meine Lebendigkeit? Ich lag in einem fremden Gästebett, mein Fuß hing heraus, und ich war zu unbeweglich, ihn warm zuzudecken. Ich musste pinkeln, war aber zu steif, mich aus dem Bett zu schwingen. Ich war zu fantasielos, mir einen Weg aus dem Streit hinauszudenken. Das Hirn war schwer, der Mund trocken, er hatte keine Spucketröpfchen mehr übrig. Ich verthomasbernhardisierte. Der österreichische Schriftsteller hat in seinem Buch *Beton* die kreative Unbeweglichkeit beschrieben, die entsteht, wenn man nicht ganz mit sich und der Umwelt und den Lieben, die einen umgeben, im Einklang ist. Die Folge: Man erfriert und kann nur noch schimpfen, zetern, wettern, um nicht ganz der Agonie zu verfallen. Der Unterschied zwischen mir und Thomas Bernhard: Er beschreibt die Unbeweglichkeit und ist damit sehr beweglich, ich spüre sie nur und bin selbstmitleidig. Bernhard ist in seinem Selbstmitleid unfassbar lustig, ich bin nur selbstmitleidig. Mir fehlt Hilfe mehr als mein Mann. Ich vermisse Hilfe. Und ich muss pinkeln.

Hilfe ist eine unaufdringliche Form von Alltagsliebe. Alltagsliebe, die mir früher Aufgaben abgenommen hätte, alltägliche und große, die mit mir unsere Kinder erzogen hätte, so dass eine wunderbare Neurosendurchmischung herausgekommen wäre. Vor allem aber Alltagsliebe, die mit mir solidarisch gewesen wäre in Momenten der Schwäche. Wie hätte Marc jetzt getröstet? Er hätte gelacht und »Der Zoo ist groß« gesagt. Sein lapidares Umgehen mit Konflikten fand ich immer faszinierend-fremd. Trotzdem wäre klar gewesen, auf welcher Seite er gestanden hätte, selbst wenn er mir nicht recht gegeben hätte.

Hilft mir jetzt das Wissen, dass es mal jemanden gab, der an mich glaubte? Wohnen im Gewoge und keine Heimat haben in der Zeit. Wenn es mir gelingen würde, die Zeitform zu ignorieren, könnte ich das Trauern dimmen. Es gab mal jemanden, der an mich glaubte, diese Zuversicht ist immer noch existent, auch wenn der Jemand nicht mehr ist.

Der Dichter Günter Bruno Fuchs hat mit 26 Jahren ein Gedicht verfasst. Mein Deutschlehrer hat es mir in der sechsten Klasse ins Poesiealbum geschrieben. Soll doch keiner sagen, diese Kitschdinger seien nicht für etwas gut, auch lange Zeit später noch.

Ich habe gebetet. So nimm von der Sonne und geh.
Die Bäume werden belaubt sein.
Ich habe den Blüten gesagt, sie mögen dich schmücken.

Kommst du zum Strom, da wartet ein Fährmann.
Zur Nacht läutet sein Herz übers Wasser.
Sein Boot hat goldene Planken, das trägt dich.

Die Ufer werden bewohnt sein.
Ich habe den Menschen gesagt, sie mögen dich lieben.
Es wird dir einer begegnen, der hat mich gehört.[14]

Die Zeilen trösten.

Am nächsten Morgen gab es Frühstück, und ich wurde behandelt wie eine Hysterikerin, die in eine Klinik gehört: Reichst du mir mal das Salz, bitte? Ich wundere mich, dass meine Leber noch unten links arbeitet, dass der Atlaswirbel oben am Rücken seinen Dienst verrichtet. Ich fühle mich wie das Innere einer Schneekugel, die in einer Zentrifugalkraftmaschine feststeckt. Hier – das Salz … Danke.

Beide Zustände, der Krach ohne Assistenz, die Höflichkeit aus Mitleid, legen die Trauer unter ein Brennglas, weil sie eines verdeutlichen: Man ist nur noch halb. Früher hätten Marc und ich solche Lappalien beim Kaffeekochen besprochen und wären übereingekommen: Die hat sie ja auch nicht mehr alle … beruhige dich, die spinnt …

Und bis der Kaffee durch wäre, wäre man wieder der ganze, heile, vernünftige Mensch, der Konflikte löst, wie man sie eben löst: erwachsen.

Heute kann ich mich nicht mehr so schnell rückverwandeln in eine vernünftige Erwachsene, mir fehlt das Regulativ. Soll ich unseren Hund fragen, wer von uns beiden recht hat? Oder meine Kinder, die nichts anderes sagen könnten als »Du, Mama«, selbst wenn sie denken, »Die hat sie ja auch nicht mehr alle«?

Und doch liegt in dem Streit eine Lebendigkeit, die ich in vielen Momenten meines Lebens gerade nicht spüre. Wenn ich nach 50 Wochenstunden Arbeit am Freitagabend den Wocheneinkauf mache, damit ich Samstag auf ein Fußballspiel meines Sohnes kann, wenn ich auf die Frage der Zahnarzthelferin, die meine Zähne mit Ultraschall reinigt und »Na, geht's denn jetzt wieder einigermaßen, nach dem Tod Ihres Mannes?« fragt, nur »hmmm« röcheln kann, wenn der Proktologe nach der Vorsorge-Darmspiegelung mich anraunzt: »Da hätte Ihr Mann Sie aber ruhig auch abholen können«, dann bin ich nicht lebendig. Im Spucketröpfchen-Streit war ich lebendig.

»Ärger ist eine Emotion, die hilft, die Kontrolle zurückzugewinnen«, sagt Mitja Back, Professor für Persönlichkeitspsychologie. Sagt das auch jemand meinem verarmten Gemüt?

Aber vielleicht ist das Streiten der stärkste Herausboxer aus einer Lethargie, die sich zwangsweise nach Jahren der Hyperanstrengung einstellt. Habe ich vor einem Jahr tatsächlich noch drei Heimbesuche pro Woche einschieben können? Habe ich vor zwei Jahren tatsächlich nach einer Tagesunterbringung suchen müssen? Vor drei Jahren hatte ich

Geldsorgen. Vor vier Jahren Angst, dass ich nicht durchhalte. Vor fünf Jahren haben wir uns um die Kinder gesorgt. Und vor sechs war alles noch normal. Bis auf die Ausnahmen, die ich heute verdränge. Bis auf die vielen kleinen Hinweise, die mir damals schon zeigten, dass etwas nicht stimmte. Die vielen kleinen Zettelchen, mein vergessener Geburtstag, die bleierne Ratlosigkeit, die sich mit Müdigkeit tarnte. Das Meer, mein Mann, zog sich langsam zurück. Ich stand am Strand und dachte: »Guck mal, wie interessant, habe ich noch nie gesehen, so ein Zurückweichen des Meeres.« Und dann kam der Tsunami.

Vielleicht ist der Streit der kraftvollste Wiedereintritt in ein gesundes, normales, nicht ständig mit Sterben beschäftigtes Leben. Wer streitet, muss sich nicht um eine Pflegestufeneinschätzung kümmern. Wer streitet, lebt. Das hätte sich Marc, der Heiler, am meisten für uns gewünscht. Dieses Wissen überlebt ihn, seine Urne, uns.

»Und das ist Leben: Bis aus einem Gestern die einsamste von allen Stunden steigt, die, anders lächelnd als die andern Schwestern, dem Ewigen entgegenschweigt.« Ach, Rilke. Sein. Steigen. Schweigen. Alles starke Verben.

Ausblick und Schluss

Der Steinmetz hatte eine fast vollständige Märchensammlung auf dem Oberkörper tätowiert. Meine Tochter war begeistert. Elfen, Kobolde, Drachen. Mich faszinierte mehr die große Frakturschrift auf dem linken Unterarm. »Alles wie immer. Nur schlimmer.« Exakt auf dem i-Punkt von »schlimmer« war ein Mückenstich oder ein winziger Pickel. Jedenfalls war die Schrift schwarz und der Punkt schorfig-rot.

Es war Marcs erster Todestag, wir waren »Grabstein shoppen«, wie es meine Kinder nannten. Für mich war es Tagrumbringen. Altglas wegbringen, Laub harken, Kühlschrank abtauen, elektrische Zahnbürstenköpfe wechseln, den Keller ausfegen, Hundekackbeutel kaufen, Betten beziehen, Bürsten enthaaren, Überweisungen, Briefe, Wäsche. Und nach der Schule eben diesen beschissenen Schlusspunkt kaufen. Ich hätte gern, dass auch unsere Trauer verschorft oder zu einem Mückenstich schrumpft. Der Grabstein ist das letzte Kapitel einer Robinsonade. Wie groß ist das *innere Areal*, wenn einen das Leben zwingt, es zu bereisen? Überschaubar und eng? Oder riesig, labyrinthisch, unübersichtlich? Bei mir war das meiste Ich-Land unentdeckt. Warum sollte man es auch in Friedenszeiten besuchen, gibt ja keinen

Grund dazu. Aber immerhin das als Trost: Wer eine Krankheit, ob eine eigene oder die eines Angehörigen, eine Krise, eine Pleite, eine Aufgabe, eine *Auf-Gabe* überwunden hat, weiß in wenigen guten Momenten um sein großes inneres Land. Weiß um die unbereisten Orte, die sich anbieten zur Rast, die darauf warten, entdeckt zu werden, die möchten, dass man sie bemerkt. Ein bisschen ist es so, als würde man innerlich zu Alexander dem Großen werden, der in elf Jahren ein Gebiet eroberte, das heute Griechenland, die Türkei, Syrien, Libanon, Israel, Jordanien, Ägypten, Irak, Iran, Afghanistan, Pakistan und Kaschmir umfasst. In vielen schlechten Momenten denkt man: Und wie soll ich bis zum Abend durchhalten? Ich muss noch einmal Gassi gehen, einmal jedem Kind drei Minuten zuhören, etwas essen und Zähne putzen. Das ist zu viel für ein ganzes Leben, wie soll man das an einem Tag schaffen? Diese Ambivalenz aus *Griechenland*, *Türkei*, *Syrien*, *Libanon*, *Israel* und *Verzagtheit* entfremdet am meisten vom Leben.

Als ich den 50. Geburtstag eines Freundes vergesse, ist er ehrlich empört und ich taub. Ich stehe in einem anderen Land und kann ihn nicht verstehen. *Ich habe einen Geburtstag vergessen.* Und komme heulend von seiner Feier heim, ich war dann trotzdem noch da. »Tja, Mama, du bist halt nur noch ein halbes UND«, fasst mein Sohn numerisch richtig zusammen. Früher hätte mich Marc in den Arm genommen und getröstet: »Ich hab ihn auch vergessen, ist nicht so schlimm.« Heute überlege ich bei jeder Taubheit, ob ich es meinen Kindern zumuten kann, sie zu erzählen und um Übersetzung zu bitten. Meine Kinder wollen nach sechs Jahren aber keine taube Mutter. Sie wollen eine, die hört. Und eine, die feiern geht nach all der Zeit. Dabei ist Feiern Kampfsport. Man geht hin, tut tapfer, parliert, isst mit Appetit, trinkt auf keinen Fall zu viel, fährt heim und heult. Früher hätte ich Marc davon erzählt, hätte auf dem Heimweg gelästert, hätte mich justiert und gemerkt: Da gibt es einen Gefährten, der die Welt ganz anders sieht, also kann sie auch ganz anders *sein.*

Heute stehe ich einem tätowierten Steinmetz gegenüber und muss überlegen, ob wir Marcs Doktortitel in den Grabstein miteingravieren wollen oder nicht. Ich bin dagegen, die Kinder dafür. »Wie viel kostet ein *DR* auf dem Grabstein extra?«, fragt meine Tochter. »Pro Buchstabe 35 Euro, das macht also 70 Euro«, antwortet der Steinmetz. »Wie nett. Den Punkt nach dem DR schenkt er uns also«, denke ich. Vielleicht lässt er auch nur eine Taube auf den Sandstein kacken. »Dann lassen wir doch lieber den *Christian* in Papas Namen weg, seinen Zweitnamen hat er doch eh nie gebraucht«, überlegt meine Tochter laut. »Wenn wir Christian weglassen, dann kann ich dir noch drei weitere Doktortitel auf den Stein meißeln«, sagt der Tätowierte, und ich gucke auf den Unterarm. *Alles wie immer. Nur schlimmer.* Den Humor hätten wir auch früher gehabt, nur jetzt liegt der Humorbegabteste unserer Familie unter der Erde und kann nicht mehr sagen, ob er mit oder ohne Doktortitel begraben sein will. Ich entscheide mich dafür, dass die Kinder entscheiden. Sie werden hoffentlich die Grabstelle länger besuchen können als ich. »Na, und wenn es dir gar nicht mehr gefällt, dann tauschst du den Grabstein nach ein paar Jahren einfach aus«, will mich eine Freundin aufheitern. Hilflosigkeit tröstet manchmal effektiver als Pragmatismus, weil er nicht klein macht. Das hier war hilfloser Pragmatismus. Ich frage mich: Tauscht man Grabsteine wie Saisonmode um? Jetzt ist Sandstein hip, also bitte den Marmor weg? Und die Kapitälchen in der Schrift sehen auch irgendwie nach den Neunzigern aus …

Ich habe meine beiden Großmütter beerdigt, meine Tanten, meine Eltern. Immer gab es jemanden, der sich mit grafisch einwandfreier Grabgestaltung besser auskannte als ich. Marc ist der Erste, für dessen versteinerte Erinnerung ich verantwortlich bin. Und dabei bin ich eigentlich wie der englische König, der Vetorecht hat, aber keine Gesetze macht. Bei dem Vorschlag »Setzen wir doch Papas Lieblingsspruch ›Kann man machen nichts‹ auf den Stein« bin ich raus. Und dabei bin ich mit Sprüchen genährt worden wie mit Muttermilch.

Ich hab es getragen sieben Jahr' und kann es nicht tragen mehr … wo immer die Welt am schönsten war, da ist sie nun öd und leer.

Es waren sechs, nicht sieben Jahre, aber öde ist es jetzt auch. Irgendwie.

Gelobt sei, was hart macht. Das klingt nach Nazi-Jargon. Aber der Inhalt stimmt schon. Wir halten mehr aus, als wir denken. *Sei herausragend, aber falle dabei nicht auf.* Dieser Grundsatz war früher schon eine *Contradictio in Adjecto*, ein Widerspruch in sich. Aber nach Marcs Krankheit ist er auch noch unverschämt geworden. Man kann Alzheimer ohne Unterstützung nicht begleiten. Unterstützung kann es nicht geben, ohne dass man sich bemerkbar macht. Und es liegt im Wesen des Herausragenden, dass es ragt. Und zwar heraus. Wer das als Narzissmus oder Anti-Distinktion geißelt, versteht nichts von Humanismus. Den einen Humanismus gibt es ohnehin gar nicht, denn die Strömung, die im 18. Jahrhundert begann, bestand aus vielen, teils sich widersprechenden Seitenarmen. Was allen gemeinsam war: die optimistische Überzeugung, dass der Mensch durch Bildung und Gesellschaft in der Lage ist, zu einem Besseren zu werden. »Nicht das Große, nur das Menschliche geschehe.« Schiller. Schon wieder so ein Spruch. Wir leben heute nur nicht im Humanismus, nicht mal im Posthumanismus, wir leben im Zeitalter der Coolness. Ulf Poschardt beschreibt in seinem Buch *Cool* (nicht Coolness!) das postmoderne Prinzip der »stoischen Entmenschlichung, die nicht mehr von dem Streben nach Tugendhaftigkeit oder sittlicher Vervollkommnung getragen wurde, sondern von dem Wunsch nach seelischer Anästhesie …«. Er fasst das Gefühlskalte unserer Gesellschaft wenig schmeichelhaft zusammen: »Die Unantastbarkeit erscheint als Mischung aus Gottähnlichkeit und dem Zustand als Toter.«

Vielleicht ist das das Land, das Gesunde, Heile, Erfolgreiche, Glückliche, Illusionierte vehement verteidigen: das postmoderne Land der moralisierenden Kälte, das in der Anonymität Schutz bietet. Als mir mein Arzt erzählt, dass die Lehrerin seines Sohnes im Lernentwicklungsgespräch den Zögling ohne Zaudern einen »Heiopei« genannt hat, »einen Heiopei, verstehen Sie, einfach so. Und mein Sohn saß direkt daneben … *Heiopei*«, da schaue ich ihn an und wünschte mir, sein Arm hätte wenigstens ein ablenkendes Märchen-Tattoo. Ich kann aus diesen Bachblüten-Problemen nichts mehr ziehen, noch nicht einmal Unterhaltung oder Resonanz. Ich kann mich nicht für diesen Mann freuen, für den Heiopei mehr Distinktion als Problem ist. Ich kann aus der Aufregung keine Wut herauslesen, nur Mode. Der Mann hat wahrscheinlich in seinem Leben tausend Kranken das Leben gerettet, nicht symbolisch, sondern durch seiner Hände und Hirn Arbeit – und er findet es nötig, Spucke zu verbrauchen, um den »Heiopei« zu verurteilen. Ich beneide diesen Mann. Ich beneide ihn um seine Geschmeidigkeit, ein Small-Talk-Gespräch zu führen, zu dem ich nicht mehr in der Lage bin. Ich möchte wieder belanglos werden, so wie früher. Heute sehe ich Schwere in allem, auch in dem, was Leichtigkeit verlangt. Das ist unangemessen, narzisstisch, unausweichlich. Es ist vor allem: nicht cool. Vielleicht ist »Cool« das Land, das ich nie wieder ohne Zweifel betreten kann, weil ich sechs Jahre erlebt habe, wie wenig gastfreundlich es zu Versehrten, Zweiflern und Gescheiterten ist. Postmoderne Kälte funktioniert nur für Poser und Autisten.

Irgendwann dann die nächste Party: schon wieder ein Geburtstag. Ein früherer Kollege von Marc hat mich eingeladen. Nicht weil wir befreundet wären. Oder verwandt. Oder benachbart. Sondern weil er früher Marcs Kollege war. Der, der sich nicht beirren ließ, als Marc krank wurde, und ihn auch zu Hause besucht hat. Ich bin es ihm schuldig, mich jetzt zu revanchieren für diesen Anstand. Also: schon wieder hingehen, tapfer tun, parlieren, essen, trinken, nicht zu viel. Und dabei nachdenken: Wie stellt man sich denn bitte vor, ohne ein Partykiller zu werden. »Na, und woher kennt ihr euch?« – »Ich bin die Witwe von Steffens früherem Kollegen« klingt selbst unter Medizinern nicht stimmungsaufhellend. Da kommt eine Frau direkt auf mich zu – Hilfe! –, mit zwei Sektgläsern in der Hand. Sie lächelt. Und fragt das vermeintliche »Na, und woher …?«. Ich schlucke, stammele erst, »Das willst du, glaube ich, gar nicht wissen …«, stottere, starre auf den Sekt – ach, egal, raus. »Ich bin die Witwe eines ehemaligen Kollegen.« »Oh, die Frau von Marc? Dann brauchst du jetzt den volleren Sekt. Komm. Trink. Um die Sorgen kümmern wir uns morgen.« Es wird ein sorgenfreier Abend. Um die Sorgen kümmern wir uns morgen, sagte Marc immer, wenn der Kühlschrank leer war und er keine Lust hatte einzukaufen. Um die Sorgen kümmern wir uns morgen, sagte er, wenn die Kinder nur mit einem traurigen Smiley unter der Klassenarbeit nach Hause kamen. Um die Sorgen kümmern wir uns morgen.

»Wenn ich tot bin, darfst du gar nicht trauern. Meine Liebe wird mich überdauern und in fremden Kleidern dir begegnen und dich segnen«, so hat es Joachim Ringelnatz tröstend bekalauert. Und tatsächlich begegnet mir der Mann meines Lebens nun in fremden Kleidern: wenn mich ein Unbekannter im Urlaub untersucht, nachdem ich auf mein Handgelenk gestürzt bin, während ich »nihilitis crepitans dolorosa« (= starker Schmerz um nichts) murmele. Wenn ein Freund meine Texte redigiert, die früher Marc las. Wenn mein Sohn die weißen Hemden seines Vaters aufträgt und damit tausendmal lässiger aussieht, als es sein Vater jemals tat. Wenn der andere Sohn mich angesichts teurer Weihnachtsgeschenke treuherzig tröstet: »Sieh es doch mal so: Dafür musst du Papa kein Geschenk mehr kaufen.« Wenn ich in einer fremden Stadt auf einmal vor einer Dialysepraxis stehe. Wenn sich der Waschmaschinenmonteur über die Angeln freut, die bei uns noch im Keller stehen und für die keiner mehr Verwendung findet. Wenn meine Jungs Bier trinken und keinen Wodka, keinen Rum, keinen Gin. Nur Bier. Wenn sie den BVB gut finden. Wenn sie den Unterschied zwischen Nierenzysten und Zystennieren eloquent und fachgerecht erklären können. Wenn meine Tochter mir ein Holzschild bastelt mit Marcs Lieblingsspruch: Ach was. Dann ist das ein Segen. Dann lebt seine Liebe weiter. Dann haben wir es geschafft. Wir wissen, was Leben ist. Ach was.

Zwei Jahre Lebensdank

In vielen Büchern werden am Ende Menschen genannt, die geholfen haben, das Buch zu einem hoffentlich guten Abschluss zu bringen. In diesem Buch stehen hier Menschen, die mir geholfen haben zu leben. Kein Pathos – Wahrheit! Diesen Job hätte sonst Marc erledigt, mit Gleichmut, Verlässlichkeit und Ironie. Jetzt müssen ihn andere tun. Ich bin angemessen und angefasst dankbar dafür, dass es nur wenige Freunde in meinem Leben gibt, die sich diesem Dienst verwehrt haben.

Die wichtigsten Überlebenshelfer meiner vergangenen Jahre sind meine Kinder. Ihr seid der beste Karma-Ausgleich meines Lebens, und dass ihr in dem Jahr oft genug mitangepackt habt, den Tisch gedeckt (und später auch abgedeckt), die Wäsche getrennt, gewaschen, zusammengelegt, weggeräumt, den Siphon gereinigt, das Klo geputzt und, ach ja, dann noch den Weihnachtsbaum gekauft, den Hund zum Impfen getragen, Mäuse gefangen und dabei eine Mutter ertragen, die währenddessen theatralisch stöhnt: »Ich bin die Einzige hier, die arbeitet«, ist praktizierter Großmut und eine recht stabile Lebenstüchtigkeit. Das Leben hat euch wunderbar gemacht. Ich weiß, der Preis war hoch.

Ich danke auch Alexander und Marvin, Manja und Barbara, Gisela und Martin. Familie. Trägt.

Der erste Mensch außerhalb meines familiären Systems, dem ich für seine mentale Unterstützung danke, ist Janko Tietz (vom SPIEGEL) für seinem Satz »Weil du es kannst«, die Zweite heißt Nike Laurenz, auch vom SPIEGEL (»Das ist ein starkes Stück«), der Dritte ist Malte Müller-Michaelis, der es gut verkraften kann, wenn er einen zum Essen einlädt und man dann aus Erschöpfung *genau eine halbe Möhre isst.* Und anschließend den Teller wegschiebt. Würde einer von euch mich morgen zum Abwaschen beordern, ich käme.

Angelika Mette und ihr Team im SPIEGEL-Verlag haben danach die Projektvermittlung an den Buchverlagspartner DVA übernommen. Wer ruft schon gern bei einem Verlag an und sagt: »Mein Mann ist tot, wollen Sie darüber ein Buch?« Danke, Angelika, dass du diesen Teil übernommen hast. Und so manch anderen auch.

Ich danke Peer Körner, der mit Sachverstand und Logorrhö den Text zuerst las. Das war sicherlich eine jungfräuliche Zumutung. Ich glaube, mich hat noch kein Mensch so willfährig gequatscht wie er. Aber es hat geholfen: Ich habe das Manuskript abgegeben.

Und dann haben Elisabeth Schmitten und Tonia Kempe den Text so weiterbearbeitet, dass er *druckfertig* wurde, das klingt banal, aber sie behandelten meine Buchstaben, als seien sie eine Ansammlung roher Eier, hell fühlender Neurosen, eine Lee-Thermik, die beim Fliegen Landeprobleme bereiten könnte. Dabei waren die Buchstaben nur – ein Text.

Der dritte Block gebührt all den Medizinern, die in den letzten Jahren geholfen haben, dass ich künftig nur mit einer ganz besonders einseitigen und blöd-verklärenden Verehrung vom Ärztestand sprechen kann. Auch hier: Marc hätte jetzt genickt und seinen Kollegen gedankt, dass sie sich seiner Frau annahmen zu einem Zeitpunkt, als er das nicht mehr konnte. Er wusste: Die am schlechtesten diagnostizierte Zielgruppe sind Arzt-Gattinnen.

Dr. Matthias Böke, Dr. Burkhard Hofmann (und seine Frau Myra!), Dr. Jürgensen, Dr. Schneider (und Tanja!), Dr. Birger Ruhberg. Um Marcs Bibel *House of God* zu zitieren, ihr habt auf barmherzige und pragmatische Art die angeblich wichtigste Regel der Medizin missachtet: »The best delivery of medical care is to do as much nothing as possible.« Danke dafür.

All die Freunde aufzuzählen, die mir in den letzten Jahren geholfen haben, wird zur nicht wiedergutzumachenden Folge haben, dass ich (in einem Buch über Alzheimer) welche vergesse. Aber das ist zu einem Alltagsbewältigungsbestandteil meiner letzten Jahre geworden: unvollkommen zu sein, um das Nötige zu schaffen. Fehlerhaft. Ungerecht. Selbstbezogen. Überfordert. Nur so habe ich ge- und überlebt. Jeder und jede, den oder die ich hier nicht aufzähle, fühle sich doppelt genannt. All den anderen hier mein Dank für ihr (Da-)Sein.

Marion, Sabine & Christoph, Silja & Christian, Sebastian & Aki, Sandra & Christoph, Christian, Tanno, Todde & Astrid, Anja & René, Heike & Thies, Nico, Amelié & Merabi, Christian, Mic & Jens, Lisa & Veith, Siegrid & Gero, Björn, Chris, Philie, Siegfried, Paulo, Zoe, Samuel, Anna & Gert, Michael & Sabine, Sophie, Tina, Thomas, Ihna, Robert, Werner Brandl, Nicole, Lars, Ingrid & Andreas, Carmen &

Andy, Fritz & Elga, allen, wirklich allen Kollegen bei i.do, Martin & Bisi, Thomas & Rebekka.

Und dann danke ich einer Person ganz besonders und aus Gründen: Marianne. Nein, sorg dich nicht um mich.

Literatur und Quellen

Adichie, Chimamanda Ngozi: Trauer ist das Glück, geliebt zu haben. 2021.

Asserate, Asfa-Wossen: Manieren. 2005.

Bartens, Werner: Empathie. Die Macht des Mitgefühls. 2015.

Bodenheimer, Aron Ronald: Warum? Von der Obszönität des Fragens. 2017.

Bonanno, George A.: Die andere Seite der Trauer. Verlustschmerz und Trauma aus eigener Kraft überwinden. 2009.

Bonnett, Piedad: Wofür es keinen Namen gibt. Ich bin keine Witwe, ich bin keine Waise, ich bin eine Mutter, die ihren Sohn verloren hat. 2017.

Boothe, Brigitte (Hg.): Wenn doch nur – ach hätt ich bloß. Die Anatomie des Wunsches. 2013.

Camus, Albert: Der glückliche Tod. 2004.

Canetti, Elias: Das Buch gegen den Tod. 2014.

Caspers, Ralph: Wenn Papa jetzt tot ist, muss er dann sterben? Wie wir Kindern in Trauer helfen können. 2020.

Chasseguet-Smirgel, Janine: Das Ichideal. Psychoanalytischer Essay über die »Krankheit der Idealität«. 1987.

Comte-Sponville, André: Ermutigung zum unzeitgemäßen Leben. Ein kleines Brevier der Tugenden und Werte. 1996.

Dean, Martin R.: Verbeugung vor Spiegeln. Über das Eigene und das Fremde. 2015.

De Beauvoir, Simone: Ein sanfter Tod. 2014.

Deutscher Ethikrat: Demenz und Selbstbestimmung. Stellungnahme. 2012. www.ethikrat.org/fileadmin/Publikationen/Stellungnahmen/deutsch/stellungnahme-demenz-und-selbstbestimmung.pdf

Didion, Joan: Das Jahr magischen Denkens. 2008.

Duerr, Hans Peter: Nacktheit und Scham. Der Mythos vom Zivilisationsprozeß. 1994.

Edschmid, Ulrike: Ein Mann, der fällt. 2017.

Ehrenreich, Barbara: Wollen wir ewig leben? 2020.

Eliade, Mircea: Das Heilige und das Profane. 2016.

Elias, Norbert: Über den Prozeß der Zivilisation. 1997.

Erlinger, Rainer: Moral. Wie man richtig gut lebt. 2011.

Fassel, Michael: Auseinandersetzungen mit Demenz in der deutschsprachigen Literatur der Gegenwart. Exemplarische Lektüren. 2022. https://dspace.ub.uni-siegen.de/handle/ubsi/2231?locale=de

Frankl, Viktor E.: ... trotzdem Ja zum Leben sagen. Ein Psychologe erlebt das Konzentrationslager. 1997.

Freud, Sigmund: Totem und Tabu. 2017.

Fromm, Erich: Märchen, Mythen, Träume. Eine Einführung in das Verständnis einer vergessenen Sprache. 2004.

Fromm, Erich: Authentisch leben. 2000.

Geiger, Arno: Der alte König in seinem Exil. 2011.

Glasenapp, Nicolai: Lebt man in Vergessenheit? Zum Konnex von Sterben, Tod und Demenz in deutschsprachiger Gegenwartsliteratur. In: LIMBUS – Australisches Jahrbuch für germanistische Literatur- und Kulturwissenschaft 8 (2015), S. 147–165.

Gunreben, Marie: Am Rand der Erzählbarkeit. Demenz als narratives Krisenphänomen. In: Iuditha Balint, Thomas Wortmann (Hg.): Krisen erzählen. 2021. https://kops.uni-konstanz.de/entities/publication/9c062121-054e-4cff-b3e2-237e9d5e843a.

Halbwachs, Maurice: Das Gedächtnis und seine sozialen Bedingungen. 2022.

Hampe, Kai und Marchal, Kai (Hg.): Weisheit. 2021.

Harvey, Joan: Ich habe Erfolg – ich fühle mich schlecht. 1988.

Heimerdinger, Timo: Igitt. Ekel als Kultur – zur Einführung. In: bricolage. Innsbrucker Zeitschrift für Europäische Ethnologie. 2015. www.uibk.ac.at/geschichte-ethnologie/institut/mitarbeiterinnen/ehemalige/heimerdinger-timo/heimerdinger_2015_ekel-als-kultur.pdf

Hütten, Felix: Sterben lernen. Das Buch für den Abschied. 2019.

Hustvedt, Siri: Der Sommer ohne Männer. 2012.

Jamison, Kay Redfield: Wenn es dunkel wird. Zum Verständnis des Selbstmordes. 2002.

Jay, Meg: Die Macht der Kindheit. 2018.

Jeggle, Utz: Runterschlucken. Ekel und Kultur. In: bricolage. Innsbrucker Zeitschrift für Europäische Ethnologie. 2015. https://diglib.uibk.ac.at/download/pdf/1696962?name=Jeggle%20Utz%20Runterschlucken%20Ekel%20und%20Kultur

Jens, Tilman: Vatermord. 2010.

Jens, Tilman: Die Freiheit zu leben und zu sterben. Ein Bekenntnis. 2021.

Jens, Tilman: Demenz. Abschied von meinem Vater. 2009.

Jürgs, Michael: Der Tag danach. Vom Verlust der Macht und dem Ende einer Liebe, vom schnellen Tod und von einem neuen Leben. 2005.

Kinnert, Diana: Die neue Einsamkeit. Und wie wir sie als Gesellschaft überwinden können. 2021.
Klie, Thomas: Pflegereport. 2022.
Lütz, Manfred: Irre! Wir behandeln die Falschen. Unser Problem sind die Normalen. 2009.
Lützeler, Heinrich: Viel Vergnügen mit dem Kitsch. 1983.
Macho, Thomas: Das Leben nehmen. Suizid in der Moderne. 2018.
Marks, Stephan: Scham. Die tabuisierte Emotion. 2007.
Marks, Stephan: Scham. Die Würde des Menschen ist verletzlich. 2022.
Marsh, Henry: Um Leben und Tod. Ein Hirnchirurg erzählt vom Heilen, Hoffen und Scheitern. 2014.
Miegel, Meinhard: Hybris. Die überforderte Gesellschaft. 2014.
Misch, Georg: Der Aufbau der Logik auf dem Boden der Philosophie des Lebens. 1994.
Nummer-Winkler, Gertrud: Weibliche Moral. 1995.
Passmann, Sophie: Pick me Girls. 2023.
Pfaller, Robert: Zwei Enthüllungen über Scham. 2022.
Pincus, Lily: ... bis dass der Tod euch scheidet. Zur Psychologie des Trauerns. 1974.
Poschardt, Ulf: Cool. 2000.
Postman, Neil: Wir amüsieren uns zu Tode. Urteilsbildung im Zeitalter der Unterhaltungsindustrie. 1997.
Proske, Markus: Der Demenz Knigge. 2018.
Riemann, Fritz: Grundformen der Angst. 1999.
Rosa, Hartmut: Demokratie braucht Religion. 2022.
Roy, Lena-Katharina: Demenz in Theologie und Seelsorge. 2013.
Saramago, José: Eine Zeit ohne Tod. 2015.
Sauer, Hanno: Moral. Die Erfindung von Gut und Böse. 2023.

Schertz, Christian und Höch, Dominik: Privat war gestern. 2011.
Schreiber, Daniel: Allein. 2022.
Schulz, Roland: So sterben wir. Unser Ende und was wir darüber wissen sollten. 2018.
Schutzbach, Franziska: Wider die weibliche Verfügbarkeit. Die Erschöpfung der Frauen. 2021.
Seneca: Der gute Tod. 2017.
Sennett, Richard: Verfall und Ende des öffentlichen Lebens. Die Tyrannei der Intimität. 1996.
Siegel, Bernie: Prognose Hoffnung. Liebe, Medizin und Wunder. 2007.
Singer, Kurt: Kränkung und Kranksein. Psychosomatik als Weg zur Selbstwahrnehmung. 1997.
Skrobisz, Nikodem: Abstrakte Kunst und Neurotizismus [Randgedanken]. 2021. https://leveret-pale.de/abstrakte-kunst-und-neurotizismus-randgedanken
Sontag, Susan: Krankheit als Metapher. 2016.
Sontag, Susan: Aids und seine Metaphern. 2016.
Steiner, Georg: Warum Denken traurig macht. 2008.
Süddeutsche Zeitung Edition: Kluge Ideen für ein gutes Leben. 2017.
Süddeutsche Zeitung Edition: Kleine Freuden, großes Glück. 2016.
Terzani, Tiziano: Fliegen ohne Flügel. Eine Reise zu Asiens Mysterien. 1998.
Vašek, Thomas: Seele. Eine unsterbliche Idee. Warum wir mehr sind als die Summe unserer Teile. 2010.
von Arnim, Gabriele: Das Leben ist ein vorübergehender Zustand. 2021.
Weinreb, Friedrich: Vom Sinn des Erkrankens. 1999.

Anmerkungen

1 ICD-Code: Diagnoseschlüssel zur amtlichen Klassifikation für ärztliche Diagnosen in der ambulanten und stationären Versorgung.
2 Nina Hagen, »Du hast den Farbfilm vergessen«. Text: Kurt Demmler, 1974.
3 Herbert Grönemeyer, »Der Weg«. Aus: Herbert Grönemeyer, Mensch © 2002 by Herbert Grönemeyer
4 Vicky Leandros, »Ich liebe das Leben«. Text: Leo Leandros, Klaus Munro, 1975.
5 www.sozialpolitik-aktuell.de/files/sozialpolitik-aktuell/_Politikfelder/Gesundheitswesen/Datensammlung/PDF-Dateien/abbVI48.pdf
6 Frauen im Alter – alte Frauen? In: Josef Ehmer, Peter Gutschner (Hg.), Alter und Generationenkonflikt, Wien 2000. Zitiert nach: Sophie Gruber: Witwenschaft im erzählerischen Werk Arthur Schnitzlers. 2013. https://services.phaidra.univie.ac.at/api/object/o:1295257/get
7 Spontaneous talking time at start of consultation in outpatient clinic: Cohort study (Langewitz et al. 2002).
8 www.marschler.at/worte-rilke-briefe-graefin-sizzo.htm
9 www.welt.de/regionales/hamburg/article126856240/Hamburg-ist-die-Hauptstadt-der-Witwen.html
10 www.aerzteblatt.de/archiv/33652/Psychologische-Soforthilfe-Debriefing-kann-schaden
11 https://www.pschyrembel.de/Facies%20abdominalis/K07G5

12 The psychological health benefits of accepting negative emotions and thoughts: Laboratory, diary, and longitudinal evidence – https://pubmed.ncbi.nlm.nih.gov/28703602/

13 Der Dab [dæb] ist eine Tanzfigur, bei der der Kopf des Tänzers nach unten sinkt und gleichzeitig ein Arm hochgehoben wird. Dabei wird der Ellenbogen des anderen Arms in einer Haltung eingenommen, als ob man in die Armbeuge niesen würde. Als einfache Geste drückt der Dab Selbstsicherheit aus.

14 Günter Bruno Fuchs, »Für ein Kind«. Aus: Günter Bruno Fuchs, Gemütlich summt das Vaterland © 1984 Carl Hanser Verlag, München

DAS LUSTIGE A

Man merkt ihm ja gar nichts an!	Hast du schon mit den Kindern darüber gesprochen?	p
Du musst jetzt auf dich aufpassen!	Habt ihr schon Amalgam ausgeleitet?	
Ist das schon eine feststehende Diagnose?	Er ist aber noch ziemlich jung!	d